中国康复医学会"康复医学指南"丛书

康复机构管理指南

主 编 席家宁 周明成

副主编 李雪萍 宋为群 余 茜 张鸣生

人民卫生出版社
·北京·

图书在版编目（CIP）数据

康复机构管理指南 / 席家宁，周明成主编 . —北京：
人民卫生出版社，2023.2
ISBN 978-7-117-33697-0

Ⅰ.①康… Ⅱ.①席… ②周… Ⅲ.①康复机构 – 运
营管理 – 指南 Ⅳ.①R197. 7-62

中国版本图书馆 CIP 数据核字（2022）第 183535 号

人卫智网	www.ipmph.com	医学教育、学术、考试、健康，购书智慧智能综合服务平台
人卫官网	www.pmph.com	人卫官方资讯发布平台

康复机构管理指南
Kangfu Jigou Guanli Zhinan

主　　编：席家宁　周明成
出版发行：人民卫生出版社（中继线 010-59780011）
地　　址：北京市朝阳区潘家园南里 19 号
邮　　编：100021
E - mail：pmph @ pmph.com
购书热线：010-59787592　010-59787584　010-65264830
印　　刷：北京华联印刷有限公司
经　　销：新华书店
开　　本：787×1092　1/16　印张：6
字　　数：150 千字
版　　次：2023 年 2 月第 1 版
印　　次：2023 年 2 月第 1 次印刷
标准书号：ISBN 978-7-117-33697-0
定　　价：45.00 元

打击盗版举报电话：010-59787491　E-mail：WQ @ pmph.com
质量问题联系电话：010-59787234　E-mail：zhiliang @ pmph.com
数字融合服务电话：4001118166　E-mail：zengzhi @ pmph.com

编者（按姓氏笔画排序）

王红星（东南大学附属中大医院）

公维军（首都医科大学附属北京康复医院）

吕忠礼（首都医科大学附属北京儿童医院）

朱道发（杭州明州姑娘桥康复医院）

李红玲（河北医科大学第二医院）

李雪萍（南京市第一医院）

肖翠兰（新疆克拉玛依市第二人民医院）

余　茜（四川省人民医院）

宋为群（首都医科大学宣武医院）

张鸣生（深圳大学附属华南医院）

郄淑燕（首都医科大学附属北京康复医院）

周明成（上海市第一康复医院）

姜志梅（佳木斯大学附属第三医院）

贾如冰（首都医科大学附属北京康复医院）

席家宁（首都医科大学附属北京康复医院）

梁　英（山西白求恩医院）

编写秘书

马鑫鑫（首都医科大学附属北京康复医院）

中国康复医学会"康复医学指南"丛书

序言

　　受国家卫生健康委员会委托,中国康复医学会组织编写了"康复医学指南"丛书(以下简称"指南")。

　　康复医学是卫生健康工作的重要组成部分,在维护人民群众健康工作中发挥着重要作用。康复医学以改善患者功能、提高生活质量、重塑生命尊严、覆盖生命全周期健康服务、体现社会公平为核心宗旨,康复医学水平直接体现了一个国家的民生事业发展水平和社会文明发达程度。国家高度重视康复医学工作,近年来相继制定出台了一系列政策文件,大大推动了我国康复医学工作发展,目前我国康复医学工作呈现出一派欣欣向荣的局面。康复医学快速发展迫切需要出台一套与工作相适应的"指南",为康复行业发展提供工作规范,为专业人员提供技术指导,为人民群众提供健康康复参考。

　　"指南"编写原则为,遵循大健康大康复理念,以服务人民群众健康为目的,以满足广大康复医学工作者需求为指向,以康复医学科技创新为主线,以康复医学技术方法为重点,以康复医学服务规范为准则,以康复循证医学为依据,坚持中西结合并重,既体现当今现代康复医学发展水平,又体现中国传统技术特色,是一套适合中国康复医学工作国情的"康复医学指南"丛书。

　　"指南"具有如下特点:一是科学性,以循证医学为依据,推荐内容均为公认的国内外最权威发展成果;二是先进性,全面系统检索文献,书中内容力求展现国内外最新研究进展;三是指导性,书中内容既有基础理论,又有技术方法,更有各位作者多年的实践经验和辩证思考;四是中西结合,推荐国外先进成果的同时,大量介绍国内开展且证明有效的治疗技术和方案,并吸纳中医传统康复技术和方法;五是涵盖全面,丛书内容涵盖康复医学各专科、各领域,首批计划推出 66 部指南,后续将继续推出,全面覆盖康复医学各方面工作。

　　"指南"丛书编写工作举学会全体之力。中国康复医学会设总编写委员会负总责,各专业委员会设专科编写委员会,各专业委员会主任委员为各专科指南主编,全面负责本专科指南编写工作。参与编写的作者均为我国当今康复医学领域的高水平专家、学者,作者数量达千余人之多。"指南"是全体参与编写的各位同仁辛勤劳动的成果。

　　"指南"的编写和出版是中国康复医学会各位同仁为广大康复界同道、

为人民群众健康奉献出的一份厚礼，我们真诚希望本书能够为大家提供工作中的实用指导和有益参考。由于"指南"涉及面广，信息量大，加之编撰时间较紧，书中的疏漏和不当之处在所难免，期望各位同仁积极参与探讨，敬请广大读者批评指正，以便再版时修正完善。

衷心感谢国家卫生健康委员会对中国康复医学会的高度信任并赋予如此重要任务，衷心感谢参与编写工作的各位专家、同仁的辛勤劳动和无私奉献，衷心感谢人民卫生出版社对于"指南"出版的高度重视和大力支持，衷心感谢广大读者对于"指南"的关心和厚爱！

百舸争流，奋楫者先。我们将与各位同道一起继续奋楫前行！

中国康复医学会会长

方国恩

2020 年 8 月 28 日

中国康复医学会"康复医学指南"丛书
编写委员会

中国康复医学会"康复医学指南"丛书

目录

前言

第二次世界大战以后,为解决伤残士兵伤痛和功能障碍等问题,催生了康复医学。随着社会、政治、经济和文化的发展,医学模式从"生物医学模式"逐渐向"生物－心理－社会医学模式"转变,康复医学不断发展壮大,与预防医学、临床医学、保健医学并驾齐驱,成为保护人类健康和促进繁衍生息的四大医学体系之一。随着医学科学技术的发展,康复的基本理论和诊疗技术不断更新,康复医学学科体系不断发展完善。

20 世纪 80 年代初,康复医学开始传入中国,与中国传统康复医学有机结合,形成了较具中国特色的康复医学体系。30 多年来,在党和政府的关心、支持下,学科日渐壮大,体系不断完善,康复治疗和康复临床亚学科不断涌现。目前,康复已不再局限于残疾人和残疾状态,而是更加关注早期和危重症康复。随着老龄化社会不断加剧,尤其是 2008 年汶川地震、奥运会和残奥会后,康复需求呈井喷式增长。

为应对社会对康复快速增长的需求,从国家到地方的各级卫健委都出台了相应的鼓励性政策,鼓励二、三级综合性医院成立康复医学科,鼓励各省市及时调整医疗服务体系,成立康复医院(或中心)。截至 2019 年,全国城市康复医院数量为 470 个,农村康复医院数量 236 个,全国综合医院康复医学科床位数 27.17 万张,大大满足了社会需求,为学科发展做出了巨大贡献。

规范化和标准化是学科发展壮大的重要标志。为了促进康复机构(包括综合医院的康复医学科)规范化和标准化发展,引导学科良性发展、不断走向成熟和壮大,中国康复医学会委托康复机构管理专业委员会编写《康复机构管理指南》(以下简称"《指南》")。在中国康复医学会的正确领导下,康复机构管理专业委员会召集国内康复医学知名专家、康复医院院长、综合医院康复医学科主任共同组建《指南》编委会。在广泛调研和征求意见的基础上,各位编委阅读了大量的国内外文献和相关部门下发的文件,结合自己的工作经验,历经近 1 年时间,经过认真编写终于成稿。

《指南》内容涵盖二、三级康复医院(中心)和综合医院康复医学科以及社区康复机构的基本配置要求和管理指南,是现代康复医学学科发展和机构建设管理的最新成果,必将在康复机构健康良性发展、最大限度地发挥服务能力中起到应有的作用,满足人民日益增长的社会需求。

康复医学是新兴学科,正在快速发展。有关康复机构建设和管理的经验也在不断积累,日臻完善。随着时间的推移,我们编写的《指南》也会不断更新、再版。同时,由于时间仓促,难免在编写过程中有所疏漏,请各位读者反馈给我们,以便再版时进行弥补。

　　在此,再次感谢中国康复医学会的信任,感谢全体编写委员会成员在百忙之中不辞辛苦认真编写,谢谢!

席家宁

中国康复医学会康复机构管理专业委员会

2022 年 3 月 20 日

目录

第一章　绪　论

第一节　康复医疗机构的发展背景

一、中国康复医疗机构的发展历程

（一）我国康复医学的发展历程与展望

1. 中国康复医学的发展历程　我国现代康复医学体系是在 20 世纪形成的,但其基本内容——康复治疗的各种手段在古代就已经萌芽,如温泉、日光、砭针、磁石、温热、按摩、健身运动等方法早在公元前已应用于治疗风湿、慢性疼痛、劳损等疾病;汉代已使用医疗体操或运动疗法来进行医疗保健;我国古代武术是世界公认的运动疗法,五禽戏同样也是最早的医疗体操形式之一。

随着两次世界大战的爆发,"康复"一词正式应用到残疾者身上,并且在当时有了初步的定义:"康复就是使残疾者最大限度地恢复其身体的、精神的、社会的、职业的和经济的能力"。之后,美英都把战时取得的康复经验运用到和平时期,建立了许多康复中心,康复的热潮逐渐传向其他国家和地区。在这一时期,康复医学成为医学领域中一门独立的学科,在教育、职业、社会等康复领域形成了制度的、科学的、技术的体系,各部门、领域间的配合协作逐渐进入正轨并开始进行国际间的交流。

由于历史的原因,现代康复医学在我国的发展较发达国家相对迟滞。

1949—1958 年是我国康复医学的引入和开启阶段,康复医学仅在北京、上海、武汉、南京等大城市有少部分开展;1950—1958 年,苏联先后派出多批理疗专家来华工作,在北京、沈阳、大连等城市举办训练班;1955—1956 年先后举办两期理疗医师培训班,共培养理疗医师 20 多名;1956 年举办了为期 10 个月的卫生部高级理疗师资学习班,培养 50 名高校师资,这批人成为我国近 40 年康复医学发展的骨干力量。

1958—1978 年是康复医学被临床逐渐认识和开展的时期,康复专业在全国医疗机构缓慢开展:1958 年 5 月中华医学会理疗学会筹备委员会在北京成立,1995 年正式更名为中华医学会物理医学与康复学分会;1983 年经卫生部批准正式成立我第一个康复医学专业学术团体——中国康复医学会;1986 年中国残疾人联合会成立了"中国残疾人康复协会";1988 年中国残疾人联合会又建设成立我第一个集康复医疗、教育、科研、工程、信息、社会服务于一体的大型现代化综合性康复机构——中国康复研究中心。多年来,这些康复医学专业学术团体和相关部门做了大量的工作,对康复医学在国内更加广泛地开展起到了推动作用。

现代康复医学在我国虽然起步较晚,但政府和卫生部门高度重视康复医学事业的发展。1982 年初,卫生部提出选择若干综合医院和疗养院试办康复机构,并通过试点逐步推广;1984 年卫生部指出,我国现代康复医学发展开始有了进展,各级卫生部门要重视和支持这项工作,使它得到进一步发展;1987 年卫生部又指出,在建设具有中国特色社会主义卫生事业的过程中,康复医学应当和预防、医疗、保健等协调发展;1990年卫生部再次指出,卫生工作已经有可能而且应该把保健、预防、医疗和康复紧密结合起来,为保障人民的健康及其生活能力和劳动能力服务;1990年第七届全国人民代表大会常务委员会第十七次会议通过了《中华人民共和国残疾人保障法》,该法第二章"康复"对于设置康复医疗机构、培养康复专业人才等都做出了明确的规定;1996年8月29日,国家颁布了《中华人民共和国老年人权益保障法》,其中对于老年人的康复设施也做了规定;1997年党中央、国务院颁发了《关于卫生改革与发展的决定》,再次强调要"积极发展社区卫生服务""积极开展老年保健、老年病防治和伤残预防、残疾人康复工作";2001年第九届全国人民代表大会第四次会议批准的《中华人民共和国国民经济和社会发展的第十个五年计划纲要》重申要"发展康复医疗"的决策;2003年国务院办公厅转发了卫生部、民政部、财政部、公安部、教育部和中国残疾人联合会六个部委《关于进一步加强残疾人康复工作的意见》(以下简称"《意见》"),《意见》根据我国国情明确提出了残疾人康复工作的总体目标、指导方针、基本原则和加强残疾人康复工作的主要措施,要求到2015年实现残疾人"人人享有康复服务",这是一项十分宏伟而鼓舞人心的计划和目标。2008年发生在四川省的汶川地震和我国成功举办举世瞩目的夏季奥运会和残奥会,以及我国社会普遍出现的日益严重的人口老龄化,这些事件和社会现况也进一步促进了国家对康复医学的重视,政府先后出台一系列促进和指导我国康复医学事业发展的政策和文件。国家的立法、党中央和国务院的决策、政府有关部门采取的措施,既为卫生工作和康复事业指明了方向,也激励了康复医学工作者的积极性,促使我国康复医学事业得到了更快的发展。

近30年来,我国康复从业者广泛吸取国际现代康复的技术和理论,使我国康复医学事业取得了飞跃发展和显著成就。

随着我国经济社会的迅速发展、人口结构的改变,老龄化日趋严重,疾病谱随之发生改变,慢性病占比增加,人们对医学的需求和期待不再局限于治病保命,而是讲求身体健康、功能齐全的高品质生存质量,这为我国康复医学的发展带来了新的挑战。但是,目前中国康复医学的发展还存在一些短板,与国外康复医学相比还存在较大差距。国内康复医院建设和运行管理等方面尚处于摸索和起步阶段,认识和理念不统一,相关规范和标准缺乏统一,因而也无成功模式可言;另外,众多康复医疗机构由于基础较为薄弱,发展水平参差不齐,在建设过程中处于举步维艰的境地;大多数康复医院难以准确寻找到发展方向,定位不明确,康复理念认识和转变不充分,学科架构和运营管理模式无章可循,康复服务质量和服务水平难以满足群众需求,康复人才极度缺乏,特色优势不能形成等方面的问题导致机构难以可持续发展,严重制约康复医疗机构和康复医学事业的发展,因而急需从国家和行业层面出台具有规范和指导意义的康复医疗机构管理指南。

2. 中国康复医学的发展展望 当前,我国康复医学事业的发展处在历史最好时期。2016年10月,中共中央、国务院印发了《"健康中国2030"规划纲要》(以下简称《纲要》),《纲要》是今后15年推进健康中国建设的行动纲领,《纲要》在不同方面数十次提及发展康复的重要性和紧迫性,党和政府、社会各界对康复医疗服务的日益重视和广泛需求,为康复医学事业的发展确立了政治和社会基础;中国改革开放40年的发展成果为康复医学事业的发展奠定了经济基础;人口严重老龄化等社会问题和综合医疗改革也为康复医学事业的发展提供了非常好的机遇。

根据全国第二次残疾人抽样调查结果,目前我国有8 500万残疾人,涉及2.6亿家庭,其中有康复需求的残疾人接近 5 000 万，还有 2 亿多的慢性病患者。同时我国已经进入老年化社会，目前 60 岁以上老年人有 1.67 亿，其中有 7 000 多万老年人有康复需求。面对庞大的康复群体，康复医学的发展充满机遇和挑战。我们必须总结过去的经验，发现当前的不足，以此促进今后康复医学事业的发展。

（1）康复理念将持续更新，学科布局更趋完善：随着社会的发展，人们对康复医学的需求将不断更新，势必会催生更多的康复理念。随着我国综合实力的不断提升，人民健康日益受到慢性疾病的侵扰，社会老龄化趋势日趋严峻，老年性疾病及其他慢性疾病将成为今后康复医学服务的主要对象，康复医学的学科布局也将从肢体功能的康复逐渐过渡到多学科协作的脏器功能康复时代。为了减少手术患者的应激及并发症、生理及心理创伤，降低病死率及缩短住院时间，加速康复外科的理念将越来越被临床医务工作者所接受。

（2）康复专业人才培养将逐步进行改革，逐步与国际标准接轨：目前康复医师的培训，包括培训基地的认证都由各地区主导，标准和水平不一，考核方法不同，在一定程度上影响了康复医师的质量。今后我们要研究建立新的康复专科人才培养方案及考核体系，培养临床与康复融合，能够对相应专业的常见疾病进行诊断、评定、治疗、预防、随访等工作，具备比较熟练的康复操作技能，能指导医学生以及下级医师完成教学任务，具有一定临床科研能力和论文撰写能力的综合性康复人才。康复治疗专业教育将进一步专科化，如设置神经康复、肌骨康复、心肺康复、老年康复等专业方向，并建立专业开设的评估准入制度；建立职业系列和资质认证及准入制度；加快培养和建立一支能够胜任专业教学且训练有素的康复医学教师队伍。

（3）康复技术手段将进一步创新：现代康复医学作为一门崭新的学科，离不开科技的发展。随着科学技术的快速发展以及康复医学的不断实践，康复技术和手段也将由传统的康复治疗技术向精准、高端、复合以及智能化等方向发展，如康复机器人的使用、智能可穿戴产品的研发、互联网＋技术在康复领域的普及等，将给康复医疗的快速发展带来巨大助力。

（4）康复机构服务能力和质量将进一步提高：今后国家关注的康复面将进一步扩大，康复机构的种类将进一步完善，包括综合性康复机构、专科性康复机构、社区康复机构等；康复机构的数量将稳步增加，服务质量将进一步提高，逐渐与社会服务需求相适应；康复学科的覆盖半径也将进一步扩大，不只关注功能障碍本身，同时关注患者的其他相关疾病，包括脏器疾病、身心疾病、精神疾病等。

（5）临床与康复结合将更加紧密：临床医学未来发展前景与各种学科交叉融合发展是主要方向，其中临床医学与康复医学一体化发展将成为今后医学发展的潮流和趋势。今后"以患者为中心"的跨学科协作的康复团队将成为康复机构服务患者的主要模式，每一位患者都有两个互相配合的主管医生，包括临床医师和康复医师，同时配备中医师、心理医师、康复治疗师、康复护士，共同组成综合性的康复医疗团队。不断强化临床医护人员的康复理念，逐渐取消康复医师与临床医师间的严格界限。通过建立康复临床持续沟通机制，完善康复路径管理，开展多学科联合门诊、联合查房、跨学科康复评价会，持续推进临床康复一体化发展。

（6）全面康复理念将进一步深入：全面康复按照工作内容和服务方式不同分为医学康复、教育康复、职业康复、社会康复和工程康复五个方面。医学康复是指采用医学治疗方法（包括康复医学的各种功能训练）促进康复，由临床医师、康复治疗师、社区康复人员实施，包括医院康复和社区康复。教育康复是指创造条件使听力和言语障碍、智力障碍和肢体功能障碍的儿童及青少年进入"九年义务教育"及中、高等教育，不能接受普通教育的进入特殊教育学校，接受特殊教育。职业康复是指使残疾人获得适合其能力的职业，包括职业评定、职业训练、选择及介绍职业、就业后随访，帮助残疾人取得经济独立，实现其社会价值。社会康复是指从社会的角度推进和保证上述康复的进行，改善康复对象周围的环境和社会条件；动员全社会尊重功能障碍人士，维护其尊严和公平待遇；调整其与家属、社区的关系，改造家居、工作环境和社会的建筑环境，做到"物理环境和信息无障碍"，使功能障碍者能够更好地适应家庭、职业和社会生活。工程康复是指工程技术人员在全面康复和有关工程理论指导下，与各个康复领域的康复工作者、患者及家属密切合作，以各种工艺技术为手段，帮助功能障碍者最大限度地开发潜能，恢复其独立生活、学习、工作和回归社会、参与社会的能力。

（7）智慧型康复医院/康复中心将不断涌现：为提高康复医疗机构的管理效率和质量、提高康复医疗的成效，需要实施信息康复、远程康复、远程培训，以及密切康复机构与社会、康复医务人员与伤病和残疾人士的联系，利用网络和信息技术建设智慧型康复医疗机构，是康复医疗机构智能化发展的方向，用形象一点的语言来描述，就是要建设"无围墙的、虚拟与现实共存的康复医疗机构"，这将是我国康复医学界在不久的将来要实现的一个目标。

（8）政府部门合作将更加紧密：建立新的有效机制，进一步加强卫生、民政、残联、人社（人力资源与社会保障）四大部门的紧密协作，促进康复事业更好地发展。我国未来康复医学事业的发展有赖于突破"瓶颈"，尤其是专业人才队伍的培养和建设，康复治疗费用的医保覆盖、三级康复网络的建设、残疾人保障系统及支持性服务的加强，都有赖于主管康复事业的几个部门的通力合作，相互协调、优势互补，形成强大合力，克服发展中的障碍，开拓宽广的前途。这种宏观的协调和合作，在政策和策略的制定、计划和管理、法规和制度以及资源的整合和保障方面尤为重要。相信各部门之间在康复事业上的宏观合作和协调，会在过去积累的经验的基础上，进一步得到加强和完善，建立起更有效的合作机制；我们也相信，这种合作和协调也会在不同系统的康复学会之间、康复机构之间和康复专业人员之间得到有力体现。

（二）我国康复医疗机构的发展历程

我国现代康复医学事业虽然起步较晚，但发展很快。20世纪50年代，以伤残军人疗养院、康复医院、荣军疗养院等为载体，康复医学的对象主要为残疾人。20世纪80年代以后，开始从原先的经验医学向循证医学跨越，1988年10月中国康复研究中心北京博爱医院正式落成，标志着国家层面康复医疗机构建设的开始。与此同时，医疗卫生系统开始在各地二级以上医院陆续成立康复医学科，并在河北省立医院、北京小汤山、辽宁汤岗子、广东从化等地设立了4个康复中心，逐步开展系统、全面的现代康复服务。目前，我国的康复资源主要分布在卫生系统、残联系统、人力资源和社会保障系统、民政系统、教育系统和社会民办康复机构。

1. 卫生系统　卫生系统康复资源主要存在于各级医院的康复医学科。这部分康复资源已具备相当大的规模，但服务水平参差不齐，技术手段大都以传统理疗、中医为主，缺乏现代康复理念和技术。近几年，随着康复知识的普及，在北京、上海、广州等大中型城市的康复医学科发展非常迅速，现代康复理念得到快速提升。特别是2011年国家卫生部颁布

《综合医院康复医学科建设与管理指南》以后，对各级康复医学科的建设提出了较为具体、明确的要求，势必会为各地康复事业的发展带来巨大的推动作用。

2. 残联系统　残联系统大力推动康复机构建设，康复服务体系初步形成。在政府部门的大力支持下，目前残联正致力于残疾人两个体系的建设，即残疾人保障体系和服务体系建设，已经建成国家级康复中心 1 家，省级康复中心 29 家，地市级康复中心 93 家，县市级及以下社区康复机构 2 500 余个，基本上形成了覆盖全国的残疾人康复服务网络。

3. 人力资源和社会保障系统　随着我国社会劳动保障制度的发展和完善，一些地区开始建立专门为工伤患者提供康复服务的工伤康复机构，服务模式以后期康复和职业康复为主，如广东工伤康复中心、湖南省马王堆医院等都是专门的工伤康复机构。部分地区则采取"购买服务"方式，委托残联或卫生系统的康复机构承担工伤康复任务。

4. 民政系统　康复医学在全国普及的同时，各级民政部门设置的疗养机构开始在机构内部增设康复服务内容，将疗养保健与康复治疗融为一体。这类机构一般设置在风景区或旅游区，治疗理念以休闲、疗养为主，兼顾一部分康复，服务对象多局限于特定人群。通常情况下，一些社会机构也建有行业内的疗养院，服务对象多集中在本系统内，相关的康复服务内容比较局限，功能设置不太完整。

5. 教育系统　大多分布在一些特殊教育学校，以特殊教育和某类特定疾病的康复为主，如聋哑学校开展的言语康复，盲校开展的低视力康复，智力障碍学校开展的智力康复等。这些机构的康复治疗大多与教育内容结合紧密，专业内容更加细化，局限性更大。

6. 社会民办康复机构　这些康复机构通常规模较小，大部分以营利为主要目的，提供的康复手段十分有限。但也有个别民办康复机构的管理、服务相对比较规范，在区域内享有较好的口碑。这类机构一般灵活性较大，收费比较低，服务人群主要是收入相对较低、需要康复的人群。

二、康复医疗机构的发展现状及困境

我国康复专业发展迅速，康复机构的发展有目共睹，然而与经济的发展和患者的需求相比，还显得有些滞后，不能满足庞大的社会康复需求。目前康复机构的发展现状和困境主要体现在以下几个方面：

1. 康复医疗机构形式混杂，管理不统一　我国现有康复医疗机构，按举办主体分类：卫生部门、民政部门、残疾人联合会、其他各部委、外资、私人机构等；按机构设置分类：综合康复医院、专科康复医院、综合医院康复科、康复中心、社区康复服务机构、康复门诊等，形成以综合医院康复科为引领，各种形式的康复医疗机构混存的状况，各级康复医疗机构的功能和定位不清晰，康复医疗机构的管理和运行缺乏统一的标准、规范及管理制度。

2. 康复医疗服务资源分布不均　目前，我国康复医疗机构设置已初具规模，基本形成了独立的综合或专科康复中心、综合医院设置的康复医学科、社区康复的康复医疗服务体系。但是我国康复医疗资源总量不足，分布不均。大城市集中了 80% 的优质资源，主要集中在我国中东部发达地区，西北、西南等欠发达地区相对缺乏。截至 2017 年底，我国有 2340 家三级医院，但真正能把康复科室发展成专业性很强、有一定规模的医院却是凤毛麟角，大多数医院的康复科室还停留在中医推拿、按摩、理疗的水平上。

3. 康复医疗专业人才短缺，康复医学教育体系不完善　世界各国物理治疗师和作业治疗师的人数与人口的比值平均为 70 人/10 万人口,而我国只有 0.4～1 人/10 万人口,全国从事康复工作的专业人员还不足 4 万人,康复技术人员数量存在巨大缺口,各高等院校每年只能培养 2 000 多人,康复医疗专业人才极度短缺,日益增长的康复需求与康复服务供给不足的矛盾日益显现。

上述康复人才短缺状况的出现与我国康复医学教育体系尚不健全有密切关系。康复医学在我国起步较晚,康复医学教育和人才培养更加迟滞。全国在康复医学教育的专业设置、教材配置、教学体制、学历学位设置等若干方面都不统一,培养康复医疗专业人才的教育机构也比较混杂。

4. 康复医疗机构层级分布网络不健全 目前,综合和专科康复医疗机构在我国省、市、县三级服务网络的建设情况并不乐观,省级康复医疗机构的建设尚不规范,市、县级康复医疗机构的建设还未全面开展,尤其是县级康复医疗机构的建设工作滞后,设置严重缺位。2011 年,卫生部重新印发《综合医院康复医学科基本标准(试行)》,要求二、三级综合医院设置康复病床。但是,因执行时间太短,综合医院康复医学科的康复床位设置还未达标;社区卫生服务中心的康复治疗室缺少资金与技术的扶持,无力甚至是根本无资格通过竞争的方式来获得发展所需资金。由于环境条件的限制,其开展的康复医疗服务项目较少,相当一部分社区卫生服务中心康复治疗室的生存日益走向萎缩和被淘汰的境地。

5. 缺少全国康复医疗机构建设发展的整体规划 康复医疗机构是一个城市公共服务的基本设施之一,可是我国还没有制订康复医疗机构建设发展的整体规划。现在,一些地方的康复医疗机构建设之所以推进难度大、建设成本高,其中最重要的原因就是在部分城市的总体发展布局中存在康复医疗卫生功能缺失或滞后的问题。

6. 管理机制不完善 康复医疗机构建设与管理工作涉及卫生、民政、教育、人力资源和社会保障、残联和发展改革等多个部门。由于各部门间的康复医疗机构管理工作既存在条块分割的现象,又存在业务交叉的问题,致使康复医疗机构建设工作出现多头管理、建设信息不对称、资格认证体系不完备、康复资源分配未能统筹安排等问题。

7. 康复医疗保障机制不完善 当前,我国职工医保、城镇居民医保、新农合医保和工伤保险对伤、病、残者接受康复医疗服务时的保障内容存在医疗费用支付比例偏低、康复医疗项目没有全部列入医保报销目录(矫形器适配、进口先进康复医疗仪器治疗费用等)、只支付短时间的康复治疗住院费用(伤病残者的康复治疗周期较长)等情况。由于这 4 个基本医疗保险对伤、病、残者的康复医疗保障水平较低,直接使伤、病、残者未能充分享受康复医疗服务,间接限制了康复医疗机构的发展。

第二节 指南编写的背景

一、指南的历史沿革及概况

在康复医疗机构管理方面,国际上许多国家的经验和做法值得学习和借鉴。下面以美国、英国、日本的康复机构为例来进行介绍。

国际康复机构质量认证委员会(Commission on Accreditation of Rehabilitation Facilities,

CARF）于 1966 年在美国成立，作为国际公认的最完善的康复医学标准体系，着眼于医学康复、老年服务、儿童/青少年服务、就业/社区服务等多个领域的认证，其中医学康复包括住院康复项目、门诊康复项目、家庭和社区服务、职业康复项目、中风康复项目等。CARF 的核心价值观始终以服务对象为中心，从康复理念、康复流程、康复行政管理、康复结局管理等方面提供指导，帮助康复机构提升服务质量。目前 CARF 认证已经被国际上普遍采纳为康复机构质量管理标准。

为了规范康复医疗机构设置、提高康复医学水平，英国康复医学会（British Society of Rehabilitation Medicine，BSRM）曾于 2009 年出版了《国家卫生体系内慢性疾病康复服务英国康复医学会标准》，BSRM 标准对康复机构的康复流程、床位设置、人员配置等给出了相关规定。

日本的康复医学经过近 60 年的发展，已经在建立康复医疗机构、规范康复流程方面积累了大量的成功经验。在日本的康复医疗机构中，机构是根据适宜病种及康复治疗科室的规模集中进行划分的，而与病房、医院面积、职工数等没有直接关系，治疗的疾病不同，康复医疗机构的建设标准也不同，分为脑血管病、运动系统、呼吸系统、心血管系统、儿童、疑难性神经系统疾病康复机构及集团交流康复机构七大类。并且每一类康复医疗机构，根据其规模和人员配置也分为 I、II、III 型，如果在日本建立一所新的康复医疗机构并要接收某一类疾病的患者时，必须满足此种疾病的康复医疗机构建设标准。

近年来，我国康复事业蓬勃发展，康复医疗机构逐渐增多，但是其建设水平参差不齐。为了指导和规范综合医院康复医学科的建设和管理，提高综合医院康复医疗服务能力和水平，满足人民群众日益增长的康复医疗服务需求，卫生部于 2011 年制定了《综合医院康复医学科建设与管理指南》（卫医政发〔2011〕31 号）（以下简称《指南》）和《综合医院康复医学科基本标准（试行）》（卫医政发〔2011〕47 号）（以下简称《基本标准》）。《指南》明确了综合医院康复医学科的功能、职责及治疗范围，《基本标准》从科室、面积、床位、人员及设备五个方面明确了二级、三级综合医院康复医学科的建设标准。《指南》和《基本要求》是对综合医院设置康复医学科和开展康复医疗服务的基本要求。2012 年 4 月 25 日卫生部发布《康复医院基本建设标准》，与 1994 年发布的《康复医院基本标准》对照，新标准对三级和二级康复医院的床位、科室设置、人员、场地、设备等提出了更高的要求。

进入"十三五"以后，各省和直辖市相继掀起了康复医疗机构的建设和发展高潮，各地在执行《康复医院基本标准（2012 年版）》的过程中都遇到了不同程度的问题，如服务体系的各级职能不明确、设备设施的要求过于具体、专业技术人员配比不切实际、康复医疗与康复护理和康复治疗之间规范标准缺失等。为此，本指南在过去标准的基础上尽可能集合各地和各级各类康复医疗机构和专家们的建议与意见，根据相关国家和行业要求与政策，借鉴国际以及相关学科的发展经验，制订比较符合我国现阶段乃至今后一段时间的、较为全面和可操作的标准和指南。

二、新形势下指南编写的目的和意义

随着政府的大力支持及社会关注度的提高，我国康复医疗机构出现了迅猛发展、全面铺开的态势，众多康复医疗机构建设和发展的实践为指南编写提供了很好的基础素材，同时，全国康复医疗机构今后的建设和发展也急切呼唤一部符合我国康复医学发展实际，对基层康复医疗机构的建设和发展具有指导意义的规范性指南。作为开展康复医疗的载体，康复医疗机构的运行发展直接决定了机构的竞争力及可持续发展力，影响我国康复医学的发展。康复医疗机构只有实施科学的运营管理,才能更加精确地明晰自身的优势和劣势,从容地应对市场变化,在激烈的市场竞争中逐步形成自己的核心竞争力,实现康复医疗机构的可持续发展。本指南详细介绍了不同级别康复医疗机构的功能与定位,并解析了不同级别、不同种类康复机构在人力资源管理、信息化建设、经济运营管理、专业设置、科研教育、文化建设等方面的标准,为广大康复医疗机构提供科学的管理指南,助力康复医学发展。

第三节 康复医疗机构类别及功能定位

一、康复医疗机构涵盖的类别

目前,我国康复医疗机构设置已初具规模,基本形成了独立的综合或专科康复医疗机构、综合医院康复医学科、社区康复机构等形式的康复医疗服务体系。综合性康复医疗机构比较有代表性的如中国康复研究中心(北京博爱医院)、首都医科大学附属北京康复医院、上海市养志康复医院(上海市阳光康复中心)、四川省八一康复中心,目前已成为我国规模较大的集康复医疗、教学、科研、工程和信息于一体的现代化综合性康复医疗机构。专科类的康复医疗机构多以疾病或专项技术分类命名,在某一领域独具特长,此类康复医疗机构在全国各地设置较多。综合医院康复医学科因为有综合医院的专业设置背景,临床路径比较成熟。社区康复机构是以社区卫生服务机构为基础,充分利用基层医疗资源,为患者提供基本的康复医疗服务。

二、各级各类康复医疗机构的功能定位

1. 三级康复医疗机构功能定位 三级康复医疗机构一般是在康复医疗服务体系建设方面符合相应区域行政规划、具有较高专业技术水平、区域指导和引领作用的康复医疗机构。其主要功能是利用康复医学理论和知识,为各类功能障碍患者(尤其是重症、疑难病患者)提供科学有效的康复治疗,开展康复医学教育、科学研究、人才培养、社会推广等工作,为下级康复医疗机构提供常见病、危重症、疑难复杂病种的诊断与评估、康复治疗与处方、效果评价与评定等技术支持和指导。

2. 二级康复医疗机构功能定位 二级康复医疗机构一般是在康复医疗服务体系建设方面符合相应区域行政规划、具有一定专业技术水平和区域指导作用的康复医疗机构。其主要功能是利用康复医学理论和知识,为区域内常见功能障碍、恢复期或巩固期患者提供基本的康复医疗服务,开展一定范围内的康复医学教育、科学研究、人才培养、社会推广等工作,接受上级康复医疗机构的业务指导,为一级和社区康复医疗机构提供常见功能障碍、稳定期功能障碍患者的功能评估、康复治疗与处方、效果评价与评定等技术支持和指导。

3. 一级或社区康复医疗机构功能定位 一级或社区康复医疗机构一般是在康复医疗服务体系建设方面符合相应区域行政规划、具有开展基础康复医疗服务能力的基层康复医疗机构。其主要功能是利用康复医学理论和知识,为区域或社区内常见功能障碍、巩固期或稳定期患者提供全科康复、社区康复、居家康复等基层康复医疗服务,开展一定范围内的康复医学基层研究、科普宣传、社会推广等工作,接受上级康复医疗机构的业务指导。

第四节 大康复视角下的康复医疗机构发展方向

一、大康复理念

1. 大康复理念产生的社会背景 党的十八大以来,以习近平同志为核心的党中央把人民健康作为全面建成小康社会的重要内涵,从维护全民健康和实现国家长远发展的角度出发,全面部署、持续推进。2015 年,"健康中国"上升为国家战略;2016 年,《"健康中国 2030"规划纲要》印发;2017 年,十九大报告明确提出"实施健康中国战略";2018 年的政府工作报告中,将推进健康中国战略纳入提高保障和改善民生的重点工作;2019 年,国务院发布《关于实施健康中国行动的意见》,强调维护全生命周期健康,对健康中国行动提出了具体明确、可操作的实施手段和考核方案。"大健康"理念的提出是卫生与健康发展的理念飞跃,是相对于传统"治病"理念的一种新的发展理念,它追求的不仅是身体健康,还包含精神、心理、生理、社会、环境、道德等方面的全面健康,这与康复医学追求的功能改善和生活质量提升是完全契合的,"大康复"的理念就是顺应"大健康"的理念应运而生的,将"大健康"理念应用于康复机构的建设与管理,是推动康复医学快速有序发展、拓宽康复领域服务范畴的有效助推因素。

2. 大康复的内涵及学术价值 康复医学和临床医学、预防医学、保健医学共同组成"四大医学"体系。它是一门以消除和减轻人的功能障碍,弥补和重建人的功能缺失,设法改善和提高人的各方面功能的医学学科,也就是功能障碍的预防、诊断、评估、治疗、训练和处理的医学学科。"大康复"的内涵从服务理念上说,是以研究解决功能障碍为核心,不但关注功能障碍本身,同时也关注导致功能障碍的相关疾病和致障因素,以及影响人体功能的各个方面的问题。从服务体系上说,我国已形成包括三级医疗康复、职业和教育康复、心理和社会康复、社区居家康复等形式在内的上下贯通、分层次、分阶段的康复医疗服务体系;服务纵径覆盖从急性期到恢复期、从临床康复到职业和社会康复的全周期,服务横径覆盖临床各个亚学科。从服务对象上来说,康复医学不仅仅是残疾人康复,各种原因造成的功能障碍都需要进行康复,如因脏器疾病导致的功能障碍的患者也需要进行康复。从服务技术手段来说,一切减缓、弥补和改善人体各方面功能障碍的方法和手段都可以称之为康复技术,都属于康复医学服务手段的范畴。

在"大康复"发展理念指导下的康复机构,有利于形成布局合理、技术突出、特色鲜明、协调发展的学科体系,有利于促进康复医学、康复技术、康复护理、康复工程等专业的紧密结合,组建专业的康复协作团队,为患者提供最优质的服务。

二、发展方向

1. 综合性康复医疗机构的发展方向 综合性康复医疗机构将随着现代医学的发展,在"大康复"的发展理念的指导下,逐渐成为集康复医疗、教育、科研、工程、信息、社会服务于一体的大型现代化综合性康复医疗机构,能够承担康复医疗、康复研究、人才培养、社区指导、国际交流等多领域的康复工作。在医院管理方面应该更加科学化、系统化、信息化,要实现标准化管理,强化医院质量评估和医院规章制度、技术质量标准。在硬件配备上,综合性康复医疗机构的设备配置应向精密化、高效化、无创方向发展。学科发展模式方面，学科布局将越来越符合康复医学的发展需要，分科应更符合"以器官系统为基础，以功能康复为核心"的康复医学学科发展模式，康复与临床深度融合，并形成康复专科化特色。学科团队方面，康复团队将更加专业化，包括临床医师、康复医师、康复治疗师、康复护士、假肢与矫形器师等。在科学研究方面，应该培养一支能够进行基础科研，同时具备康复临床科研能力的复合型科研团队，能够完成科学研究、科技创新及科研转化。在人才队伍建设方面，应形成一支从职称、学历、年龄层次上科学合理的人才梯队，学科带头人在国内外具有一定的知名度。

2. 专科性康复医疗机构的发展方向　专科性康复医疗机构主要以某一病症功能障碍群体为服务对象，或以某一技术为主要服务特色，开展康复医疗、教育、科研、社会科普等主要康复医疗服务工作。专科医院的建设项目既要满足康复医疗机构的基本要求，也要体现某一疾病或某一系统疾病专科康复的特殊性。专科性康复医疗机构的建设应着眼于系统性、动态性、长远性的发展特点，突出特色，重点在专科化发展。

（席家宁）

参 考 文 献

1. 励建安，黄晓琳 . 康复医学［M］. 北京：人民卫生出版社，2016.

2. 陈立典，励建安 . 发展中的中国康复医学［J］. 康复学报，2015，25（1）:2-5

3. 卓大宏 . 康复医学发展的中国梦［J］. 中国康复医学杂志，2013，28（10）:887-888.

4. 姚志贤，纳新 . 康复医疗机构建设与发展研究［J］. 中国康复，2013，28（4）:308-310.

5. 王葆华，密忠祥，程军，等 . 我国康复医疗机构服务体系建设研究［J］. 中国医院，2012，16（6）:9-10.

6. 刘菲，密忠祥，崔志茹，等 . 英国医疗康复机构设置特点及参考意义［J］. 中国医院，2012，16（6）:21-23.

7. 杨珊莉，陈白，刘建忠，等 . CARF 认证与中国康复机构质量管理［J］. 康复学报，2018，28（4）:59-62.

8. 关于推进医疗卫生与养老服务相结合的指导意见 . 国办发〔2015〕84 号

9. 新增部分医疗康复项目纳入基本医疗保障支付范围的通知 . 人社部发〔2016〕23 号

10. "健康中国 2030"规划纲要 . 国务院，2016.10

11. 国务院关于印发"十三五"卫生与健康规划的通知 . 国发〔2016〕77 号

12. 残疾预防和残疾人康复条例 . 国务院令〔2017〕675 号

13. "十三五"国家老龄事业发展和养老体系建设规划 . 国发〔2017〕13 号

14. 关于推进医疗联合体建设和发展的指导意见 . 国办发〔2017〕32 号

15. 关于支持社会力量提供多层次多样化医疗服务的意见 . 国办发〔2017〕44 号

16. 关于印发深化医药卫生体制改革 2018 年下半年重点工作任务的通知 . 国办发〔2018〕83 号

第二章

综合康复医院管理指南

第一节 基 本 要 求

一、三级综合康复医院

（一）机构规模

1. 基本医疗规模 住院床位总数300张以上。

2. 场地标准

（1）每床建筑面积不少于95m²。病房每床净使用面积不少于6m²，床间距不少于1.2m。

（2）康复治疗区域总面积不少于3 000m²。

（3）医院建筑设施执行国家无障碍设计相关标准，参考中华人民共和国住房和城乡建设部的《无障碍设计规范》GB 50763—2012，包括患者、康复人员使用的医疗康复建筑；医技部的无障碍设施；住院部患者活动室墙面四周扶手的设置；理疗用房设置扶手；主要出入口应为无障碍出入口等。

3. 设备设施标准

（1）通用设备：参照同级综合医院基本设备并结合本专业实际需要配置。

（2）康复设备：基于现代康复医疗的特点，配备满足开展康复医疗业务所需要的康复设备，应该包括以下常用的康复评定设备、康复治疗设备和康复工程设备等：

1）康复评定设备：至少配备运动心肺功能及代谢功能评定、肌电图与临床神经电生理学检查、肌力和关节活动度评定、平衡功能评定、认知评定、言语及吞咽评定、作业评定等设备，建议配备三维运动分析、肌骨超声等设备。

2）运动治疗设备：至少配备训练用垫、肋木、姿势矫正镜、平行杠、楔形板、轮椅、训练用棍、沙袋、哑铃、墙拉力器、划船器、手指训练器、肌力训练设备、肩及前臂旋转训练器、滑轮吊环、电动起立床、治疗床及悬挂装置、功率车、踏步器、助行器、连续性关节被动训练器、训练用阶梯、训练用球、平衡训练设备、运动控制能力训练设备、生物反馈训练设备、减重步行训练架、专用运动平板、儿童运动训练器材、心肺评估系统，建议配备新型设备如康复机器人、情景互动训练设备等。

3）物理因子治疗设备：至少配备电疗（包括直流电、低频电、中频电、高频电疗设备）、光疗、超声波治疗、磁疗、功能性电刺激、深层肌肉刺激仪、传导热治疗、冷疗、牵引治疗、贴扎相关用品等，建议配备体外冲击波等设备。

4）作业治疗设备：至少配备日常生活活动作业、手功能作业训练、模拟职业作业设备，建议配备新型作业治疗设备。

5）认知、言语、吞咽治疗设备：至少配备认知训练、言语治疗、非言语治疗和吞咽治疗设备、吞咽电刺激设备，建议配备经颅直流电刺激、经颅磁刺激等设备。

6）传统康复治疗设备：至少配备针灸、火罐、中药药浴、中药熏蒸等设备。

7）康复工程设备：建议配备临床常用假肢、矫形器、辅助具制作设备。

8）水疗设备：建议配备蝶形浴槽、涡流气泡浴槽、步态跑台浴槽等设备。

9）其他特殊康复设备：如产后康复，至少配备盆底肌生物反馈电刺激治疗仪等；肿瘤康复，建议配备淋巴水肿管理相关设备，鼓励配备超声评估设备、电阻抗设备等。

（3）病房：床单元基本装备同三级综合医院。

（4）急救设备：康复治疗室内应配备抢救车、除颤仪、抢救床等常规抢救设备。

（5）有能满足日常诊疗业务需要的其他设备，并满足相关配置要求。

（6）有从事康复医学教育、教学、科研等工作需要的基本设备设施条件。

（7）作为医学院校的附属医院、教学医院和实习医院，其教学用房建筑面积指标应达到 ≥0.8、≥0.6、≥0.4m²/床。

（8）行政区域、院内生活、保障系统等的建筑面积比例可根据实际需要调整。

（二）人员结构

1．人员配比

（1）至少配备 1.4 名工作人员 / 床，1.2 名卫生专业技术人员 / 床。

（2）至少配备医师 0.2 名 / 床（包括临床医师和康复医师）。

（3）至少配备康复治疗师 0.3 名 / 床。

（4）至少配备护士 0.4 名 / 床。

2．医师要求

（1）副高级及以上专业技术职务任职资格人数不低于总数的 15%。

（2）业务科室科主任应当具有副高级及以上专业技术职务任职资格。

（3）中级专业技术职务任职资格人数不低于总数的 30%。

（4）各业务科室医师结构合理，能够满足三级医师责任制等医疗核心制度要求。

（5）硕士研究生以上学历的医师人数不低于总数的 50%。

3．康复治疗师要求

（1）副高级及以上专业技术职务任职资格的人数不低于总数的 1.5%。

（2）各专业治疗师负责人应具有副高级及以上专业技术职称，或 3 年以上中级专业技术职务任职资格。

（3）中级及以上专业技术职务任职资格的人数占比不低于总数的 20%。

（4）康复治疗技术及相关专业毕业的治疗师总数不低于总数的 85%。

（5）本科以上学历的康复治疗师人数不低于康复治疗师总数的 60%。

4．康复护士要求

（1）取得康复专科护士资格的人数不低于护士总人数的 2%。

（2）副高级及以上专业技术职务任职资格的人数不低于总数的 1%。

（3）中级及以上专业技术职务任职资格人数不低于护士总数的 20%。

（4）学历配比合适，大专及以上学历专业技术职务任职资格人数不低于总数的 60%。

（5）护士长应当具有 3 年以上中级专业技术职务任职资格。

5．心理医师 / 治疗师要求　建议根据学科发展需求配备心理医师和心理治疗师。

（三）学科架构

1．必备科室

（1）临床科室：至少设置骨与关节康复、神经康复、脊髓损伤康复、儿童康复、老年康复、心脏康复、呼吸康复、中医康复、疼痛康复、听力视力康复、烧伤康复等专业中的6个康复专业科室，以及内科、外科和重症监护室。

（2）治疗科室：至少设置物理因子治疗、运动治疗、作业治疗、言语治疗、传统康复治疗等治疗科室，建议设置康复工程、心理康复和水疗等科室。

（3）评定科室：至少设置运动平衡功能评定、认知功能评定、言语吞咽功能评定、作业日常活动能力评定、心理评定、神经电生理检查、心肺功能检查、听力视力检查、职业能力评定等评定专业中的7个评定室。

（4）医技科室：至少设置医学影像科、检验科、药剂科、营养科、门诊手术室、消毒供应室。

（5）门诊科室：各康复专业均应设置本专科门诊科室，有条件的应设门诊康复治疗室。

2. 人才队伍架构

（1）各专业学术带头人原则上应具有正高级专业技术职务，硕士研究生以上学历，在本专业领域具有一定影响力和学术地位，具有1～2个稳定的科学研究方向；具备危急重症和疑难病症的诊治能力。

（2）各专业学术骨干（包括康复治疗、康复护理技术骨干）人数应不低于同专业技术人员总数的15%，原则上学术骨干应具有副高级及以上专业技术职务（康复治疗、康复护理技术骨干中级3年以上），硕士研究生以上学历（康复治疗、康复护理技术骨干本科以上），具有1～2个稳定的科学研究方向；具备危急重症和疑难病症的诊治能力。

（3）各专业学术梯队年龄、技术职务、知识结构合理。

（4）具有一定的教学和实习带教能力，所在机构能够承担进修生或实习生不低于10人次/（100床·a）。

（5）应具备足够的康复医疗业务区域引领能力，为下级医院的建设和业务开展提供有力的指导。

（四）管理架构

1. 必备科室及架构

（1）管理科室设置

1）党建文化科室：至少设党委办公室、纪检监察科、工会、团委、宣传科等科室。

2）业务管理科室：必须设置医务、护理、康复医疗质量控制、医院感染、病案（统计）、医保物价等管理科室（部门）。

3）行政管理科室：至少设医院办公室、人事科、财务科、信息科等科室。

4）教学科研科室：有教学科研任务的机构，应设科教科，开展科研、教学及继续教育培训等相关管理工作。医学院附属医院或教学医院应在科教科职能的基础上，进一步细化科室设置，分别负责教学、科学研究及技术培训等工作。

5）后勤管理科室：至少设总务维护、物资采购、器械设备管理与维修、安全保卫、基本建设等方面后勤管理科室。

（2）管理科室职能

1）党建文化科室：在党委书记或其他分管院长的领导下，开展医院党建、纪检、工会、团员管理及文化宣传工作，将管理指标量化并纳入临床业务科室绩效管理。

2）业务管理科室：在业务主管院长的领导下，开展医疗安全、康复医疗质量控制、康复治疗质量控制、护理质量控制、院感管理、病历质控、医保物价监控等工作，将管理指标量化并纳入临床业务科室绩效管理。

3）行政管理科室：在主管院长的领导下，开展医院行政工作、人才引进与培养、人才梯队建设、职工职业规划、财务与绩效管理、信息系统建设等工作，将管理指标量化并纳入临床业务科室绩效管理。

4）教学科研科室：在主管院长的领导下，开展医院教学、实习带教、继续教育、技术培训、科研管理等工作，将管理指标量化并纳入临床业务科室绩效管理。

5）后勤管理科室：在主管院长的领导下，开展医院后勤维修、设备管理、器械维修、设备及物资采购、餐饮、物业管理、安全保卫等工作，将管理指标量化并纳入临床业务科室绩效管理。

2. 制度体系　三级综合康复医院作为向患者提供综合康复服务的重要载体和平台，需要建设符合现代化医院管理制度要求的，能够保障和促进医院健康稳定发展的，规范化、科学化的管理制度体系，原则上至少包括康复医院章程、康复医疗业务相关制度、康复医疗质量控制与安全管理制度、康复培训制度、科研管理制度、康复设备管理制度、康复信息化管理制度等。

二、二级综合康复医院

（一）机构规模

1. 基本医疗规模　住院床位总数 100 张以上。

2. 场地标准

（1）每床建筑面积不少于 $85m^2$；病房每床净使用面积不少于 $6m^2$，床间距不少于 1.2m。

（2）康复治疗区域总面积不少于 $800m^2$。

（3）医院建筑设施执行国家无障碍设计相关标准，参考中华人民共和国住房和城乡建设部的《无障碍设计规范》GB 50763—2012，包括患者、康复人员使用的医疗康复建筑；医技部的无障碍设施；住院部患者活动室墙面四周扶手的设置；康复治疗区域用房设置扶手；主要出入口应为无障碍出入口等。

3. 设备设施标准

（1）通用设备：参照同级综合医院基本设备并结合实际需要配置。

（2）康复设备：基于现代康复医疗的特点，配备满足开展康复医疗业务所需要的康复设备，应包括以下常用的康复评定设备和康复治疗设备等：

1）康复评定设备：至少配备运动功能评定、肌力和关节活动度评定、平衡功能评定、认知功能评定、言语评定、作业评定、吞咽功能评定等设备。

2）运动治疗设备：至少配备训练用垫、肋木、姿势矫正镜、平行杠、楔形板、轮椅、训练用棍、沙袋、哑铃、墙拉力器、肌力训练设备、前臂旋转训练器、滑轮吊环、电动起立床、功率车、治疗床（含网架）、连续性关节被动训练器、训练用阶梯、训练用球、踏步器、助行器、平衡训练设备、运动控制能力训练设备、儿童运动训练器材等。

3）物理因子治疗设备：至少配备电疗（包括直流电、低频电、中频电、高频电疗设备）、光疗、超声波治疗、磁疗、功能性电刺激、传导热治疗、冷疗、功能性牵引治疗等设备。

4）作业治疗设备：至少配备日常生活活动作业、手功能作业等训练设备，建议配备模拟职业作业设备。

5）认知、言语、吞咽治疗设备：至少配备认知训练、言语治疗、非言语交流治疗和吞咽治疗等设备。

6)传统康复治疗设备：至少配备针灸、火罐、中药药浴等设备,建议配备中药熏蒸设备。

（3)病房:床单元基本装备同二级综合医院。

（4)急救设备:康复治疗室内应配备抢救车、除颤仪、抢救床等常规抢救设备。

（5)有能满足日常诊疗业务需要的其他设备,并满足相关配置要求。

（6)有从事康复医学教育、教学、科研等工作需要的基本设备设施条件。

（7)作为医学院校的附属医院、教学医院和实习医院,其教学用房建筑面积指标应达到≥0.7、≥0.5、≥0.3m²/床。

（8)行政区域、院内生活、保障系统等的建筑面积比例可根据实际需要调整。

（二）人员结构

1. 人员配比

（1)至少配备1.2名工作人员/床,1.0名卫生专业技术人员/床。

（2)至少配备医师0.15名/床(包括临床医师和康复医师)。

（3)至少配备康复治疗师0.2名/床。

（4)至少配备护士0.3名/床。

2. 医师要求

（1)副高级及以上专业技术职务任职资格的人数不低于总数的8%。

（2)业务科室科主任应当具有副高级及以上专业技术职务任职资格,或具有5年以上中级专业技术职务任职资格。

（3)中级专业技术职务任职资格人数不低于总数的20%。

（4)各业务科室医师结构合理,能够满足三级医师责任制等医疗核心制度要求。

（5)硕士研究生以上学历的医师人数不低于医师总数的25%。

3. 康复治疗师要求

（1)副高级及以上专业技术职务任职资格的人数不低于总数的1%。

（2)各专业治疗师负责人应具有2年以上中级专业技术职务任职资格。

（3)中级及以上专业技术职务任职资格的人数占比不低于总数的15%。

（4)康复治疗技术及相关专业毕业的治疗师总数不低于总数的60%。

（5)本科以上学历的康复治疗师人数不低于总数的30%。

4. 康复护士要求

（1)取得康复专科护士资格的人数不低于总人数的1%。

（2)副高级及以上专业技术职务任职资格的人数不低于护士总数的1%。

（3)中级及以上专业技术职务任职资格人数不低于护士总数的15%。

（4)学历配比合适,大专及以上学历专业技术职务任职资格人数不低于总数的40%。

（5)护士长应当具有2年以上中级专业技术职务任职资格。

5. 心理医师/治疗师要求 可以根据学科发展需求配备心理医师和心理治疗师。

（三）学科架构

1. 必备科室

（1)临床科室:至少设置骨与关节康复、神经康复、儿童康复、老年康复、听力视力康复、呼吸康复、心脏康复、疼痛康复、传统康复等专业中的4个康复专业科室以及内科、外科,根据医院整体构建要求及病种特点决定是否设置监护室。

（2)治疗科室:至少设置物理因子治疗、运动治疗、作业治疗、言语治疗、传统康复治等治疗科室或具备相应治疗功能。

（3）评定科室：至少具备运动平衡功能评定、认知功能评定、言语吞咽功能评定、作业日常生活活动能力评定、心肺功能检查、神经电生理检查、听力视力检查中的5项功能。

（4）医技科室：至少设置超声科、检验科、放射科、药剂科和消毒供应室。

（5）门诊科室：各康复专业均应设本专科门诊科室，有条件的设门诊康复治疗室。

2. 人才队伍架构

（1）各专业学术带头人原则上应具有副高级专业技术职务，硕士研究生以上学历，在本专业领域具有一定影响力和学术地位，具有1~2个稳定的科学研究方向。

（2）各专业学术骨干（包括康复治疗、康复护理技术骨干）人数应不低于同专业技术人员总数的10%，原则上学术骨干应具有副高级及以上专业技术职务（康复治疗、康复护理技术骨干中级2年以上），硕士研究生以上学历（康复治疗、康复护理技术骨干本科以上）。

（3）各专业学术梯队年龄、技术职务、知识结构合理。

（4）具有一定的教学和实习带教能力，能够承担进修、实习带教人数不低于5人次/（100床·a）。

（5）具备一定的康复医疗服务区域指导能力，为下级医院的康复医疗业务发展提供专业指导。

（四）管理架构

1. 必备科室及架构

（1）管理科室设置

1）党建文化科室：应设党委办公室、纪检监察科、工会、团委、宣传科等科室或具备相应职能的科室。

2）业务管理科室：应设医务科、护理部、医院感染管理科、病案（统计）室、医保办公室等科室（部门）或具备相应职能的科室。

3）行政管理科室：应设医院办公室、人事科、财务科、信息科等科室或具备相应职能的科室。

4）教学科研科室：有教学科研任务的机构，应设科教科，开展科研、教学及继续教育培训等相关管理工作。

5）后勤管理科室：应设采购科、设备管理科/器械科、总务科、保卫科等科室或具备相应职能的科室。

（2）管理科室职能

1）党建文化科室：在党委书记或其他分管院长的领导下，开展医院党建、纪检、工会、团员管理及文化宣传工作，将管理指标量化并纳入临床业务科室绩效管理。

2）业务管理科室：在主管院长的领导下，开展医疗安全、康复医疗质量控制、康复治疗质量控制、护理质量控制、院感管理、病历质控、医保物价监控等工作，将管理指标量化并纳入临床业务科室绩效管理。

3）行政管理科室：在主管院长的领导下，开展医院行政工作、人才引进与培养、人才梯队建设、职工职业规划、财务与绩效管理、信息系统建设等工作，将管理指标量化并纳入临床业务科室绩效管理。

4）教学科研科室：在主管院长的领导下，开展医院教学、实习带教、继续教育、技术培训、科研管理等工作，将管理指标量化并纳入临床业务科室绩效管理。

5)后勤管理科室:在主管院长的领导下,开展医院后勤维修、设备管理、器械维修、设备及物资采购、餐饮、物业管理、安全保卫等工作,将管理指标量化并纳入临床业务科室绩效管理。

2. 制度体系 二级综合康复医院作为向区域患者提供综合康复服务的重要载体和平台,需要建设符合现代医院管理制度要求的,能够保障和促进医院健康稳定发展的,规范化、科学化的管理制度体系,原则上至少包括康复医疗相关制度、康复医疗质量控制与安全管理制度、康复培训制度、科研管理制度、康复设备管理制度、康复信息化管理制度等。

第二节　管理指南

一、三级综合康复医院

为指导和规范三级综合康复医院管理,提升医院内涵,提高康复服务能力和服务水平,参照《医院管理评价指南(2008 版)》《中国医院协会医院管理指南(2016 版)》《康复医院基本标准(2012 版)》和《综合医院康复医学科建设与管理指南》等有关文件,制定本管理指南。本指南是三级综合康复医院运营管理及康复医疗服务的基本要求,相应康复机构应参照本指南进行管理,不断提高康复医疗服务能力,保证医疗质量和安全,满足患者的康复需求。

（一）医院发展的顶层设计

1. 确立医院发展定位与目标

（1）医院的发展定位与发展规划符合区域卫生发展规划和医疗机构设置规划。

（2）明确医院发展定位、发展特色、发展目标和发展规划,能体现医院的宗旨与愿景。

（3）三级综合康复医院建设目标:区域一流、省(市)内领先、国内/国际有影响力的现代化康复医院。

2. 科学规划学科架构 对医院内部设置进行科学规划,以医院发展规划和方向指导职能科室和临床康复业务科室的架构,为推进人员配置和学科建设、促进医院高效运行和快速发展奠定基础。

（1）职能科室架构:设置康复医疗业务管理、行政管理、科研教学、后勤管理、党建文化等部门。

（2）业务科室架构:充分体现医院康复特色,以功能障碍和康复特点为划分依据,形成多个专科协同发展的康复学科群。康复评定与治疗科室的设置应与医院康复专业建设方向密切相关,实现环境布局与物理空间相统一,全面满足康复患者的系统性、专业化康复评定与治疗需求。

3. 建立规范的管理体系

（1）实行党委领导下的院长负责制,院长全面负责医院医疗、教学、科研、行政管理工作,积极推进医院管理职业化。

（2）配合医院发展、康复医疗业务拓展和管理服务职能的需求,建立符合现代化康复医院发展要求的管理体制和运行机制。

（3）建立健全内部管理机构、管理制度、议事规则、办事程序等,规范内部治理结构和权力运行规则,提高医院运行效率。

(4)健全医院医疗质量安全、人力资源、财务资产、绩效考核、人才培养培训、科研、后勤、信息等内部管理制度,提高医院科学管理水平,推动医院管理规范化、精细化、科学化。

(5)制订医院年度计划与中长期发展规划,医院规模和发展目标与医院的功能任务一致,医院年度计划及中长期发展规划经职工代表大会审议通过后组织实施。

(二)人力资源管理

1. 建立健全以聘用制度和岗位管理制度为主要内容的人力资源管理制度。

(1)设置专职人力资源管理部门,人力资源管理制度健全,推行岗位管理制度,明确岗位设置、岗位职责、岗位技术能力要求和工作标准,按需设岗、按岗聘用、合同管理。

(2)有适宜的人力资源发展规划、人才梯队建设计划和人力资源配置方案,各类人员配置及其学历、职称和专业结构适应康复医院建设要求。

(3)专业技术人员具备相应岗位的任职资格,有专业技术人员任职资格审核程序及档案资料。

(4)有人员紧急替代机制,以保证诊疗活动的连贯性。

2. 有卫生专业技术人员资质的认定、聘用、考核、评价管理体系　根据岗位职责、技术能力等定期实施聘用、授权和再授权管理。按照国家法律法规和卫生行政部门的现行规定,设置对外来技术人员资质管理的规定、规范与程序。

3. 有卫生专业技术人员岗前培训、继续教育和梯队建设制度并组织实施。

(1)有各类别工作人员岗前培训,员工知晓相关岗位职责和工作要求。

(2)落实住院医师规范化培训、专科医师规范化培训的相应要求。

(3)有继续医学教育管理组织、管理制度和继续医学教育规划、年度实施方案,提供培训条件及专项经费支持。有完善的继续医学教育学分管理档案。继续医学教育与卫生技术人员聘任、晋升挂钩。卫生技术人员年度继续医学教育达标率≥95%。

(4)有重点学科(或专科)建设规划、培育与支持措施。有学科带头人引进、选拔与激励机制,有人才培养计划,人才梯队合理。

4. 贯彻与执行《中华人民共和国劳动法》等国家法律法规的要求　建立与完善职业安全防护与伤害的措施、应急预案、处理与改进的制度,上岗前有职业安全防护教育。

(三)绩效管理

1. 成立绩效考核工作小组　原则上由院长任组长,分管院长任副组长,人事管理、医务管理、康复管理、护理管理、药事管理、财务管理等部门负责人任成员,组织对医院绩效进行考核。制订完善的绩效考核方案和管理制度,明确医院绩效考核相关工作任务和流程。

2. 建立科学的绩效考核方案

(1)建立围绕医疗质量、运营效率、持续发展和满意度评价等方面科学合理、有针对性、可操作的考核方案并定期修订。

(2)医疗质量主要考核医院功能定位、质量安全、合理用药、服务流程等。

(3)运营效率主要考核资源效率、收支结构、费用控制、经济管理等。

(4)持续发展主要考核人员结构、人才培养、学科建设、信用建设等。

(5)满意度评价主要考核患者满意度和医务人员满意度。

3. 建立评价-反馈-调整的动态优化机制　强化过程管理,根据绩效考核指标和自评结果,调整完善内部绩效考核和收入分配制度,实现外部绩效考核引导内部绩效考核,推动医院科学管理。

4. 建立院科两级考核制度　考核结果作为岗位聘用、选拔晋升、评先奖优、薪酬分配、问责追责的重要依据。

5. 实行绩效工资管理　以综合绩效考核为依据,体现服务质量、数量、技术能力和医德医风等,建立与岗位职责、工作业绩、实际贡献紧密联系的分配机制,向临床一线、关键和紧缺岗位、高风险和高强度岗位、高层次人才、业务骨干和做出突出成绩的医务人员倾斜。医务人员个人薪酬不与药品、卫生材料、检查、化验等业务收入挂钩。

（四）学科建设

学科建设包括人才培养、学科管理、科学研究、引进设备和新技术开发等内容。

1. 人才培养　医院有人力资源发展规划、人才梯队建设计划和人力资源配置方案,各类人员配置及其结构适应医院任务需求。

（1）有人力资源发展规划、人才梯队建设计划和人力资源配置方案,并符合医院功能任务和整体发展规划要求,有落实人力资源发展规划的具体措施,并能有效持续改进,满足医院发展及学科建设需求。

（2）有学科带头人选拔与激励机制和学科带头人后备人才培养计划。

2. 学科管理　三级综合康复医院的学科建设应符合本地区域性建设、医院整体规划、发展的要求,同时起到引领的作用,达到区域乃至全国领先水平。持续改进有成效,学科建设规划得到有效落实。

（1）各专科应有明确的主攻研究方向,专科特色鲜明,符合国内外专科发展趋势。除满足基本康复医疗服务以外,应加强疑难重症和关键技术的临床诊疗及科研工作。

（2）加强临床医学与康复医学的有机融合,进行专科体系建设,有重点专科建设发展规划,有重点专科培育与支持措施,包括经费投入和人才梯队建设。

3. 科研管理　科研项目及成果应符合国家及本区域三级康复医院评审要求。

（1）有健全的科研管理相关制度,并提供适当的经费、条件与设施。

1）有科研工作管理制度,有鼓励医务人员参与科研工作的具体措施。

2）有科研经费支持及相应的科研条件与设施,设立科研支持基金和鼓励性科研经费,科研项目数量和科研支持经费与医院发展同步增加。

3）有伦理审查工作制度。

4）有专门部门和专职人员对医务人员参与科研工作进行管理。

（2）具备相应职能的医院应完善器械、药物临床试验管理制度和标准操作规程。

1）机构负责确定项目的立项、主要研究者和项目负责人。

2）按照医院伦理的相关制度要求,组织临床试验的实施,保护受试者,检查研究质量,试验过程中充分尊重患者的知情权和选择权。

3）有保障患者安全的措施和风险处置预案,签署知情同意书。

4）有项目实施督察和稽查制度。

4. 新技术及新设备管理　引进新技术、新设备对医院学科建设及科研发展具有推进性的作用。

（1）应具备健全的诊疗新技术准入管理制度,包括立项、论证、风险评估、审批、追踪、评价等管理程序。

（2）定期对诊疗新技术项目实施情况进行动态的全程追踪评估管理。对诊疗新技术进行阶段总结、定期评估与监管,并记录存档。

（3）新进设备管理,需根据国家法律、法规及卫生行政部门规章、管理办法、标准要求,建立和完善医学装备管理部门,人员配置合理,制订常规与大型医学装备配置方案。

（五）医疗质量管理

三级综合康复医院在提供高质量康复治疗服务的同时,仍需具备危急重症和疑难病症的诊治能力,健全的医疗质量管理体系在医疗质量、运营效率、持续发展、患者满意度等方面能起到监督和促进作用。

1. 综合医疗相关制度　制订各项规章制度、人员岗位责任制,有国家制定或认可的诊疗指南和临床、护理技术操作规程等,并成册可用。

2. 康复医疗质量管理制度　严格执行康复诊疗指南、护理指南、康复常规,建立、健全康复医疗服务工作制度,制定康复医疗质量控制标准,持续改进康复医疗服务质量。

（1）严格规范诊疗项目,专业技术人员应具备相应岗位任职资格,根据《中华人民共和国执业医师法》《医疗机构管理条例》《护士条例》等有关法律法规和行业规定规范执业。

（2）有医院与科室康复医疗质量管理组织,制订康复医疗质量控制及持续改进制度,制订规范的康复评价和康复治疗操作规程,实行康复医疗全程质量控制与安全管理。

（3）制订医疗质量管理和持续改进方案并组织实施。

（4）执行医疗核心制度,如首诊负责制度、三级医师查房制度、疑难病例讨论制度、会诊制度、手术分级制度、交接班制度、查对制度等,注重医疗安全。

（5）执行康复医疗相关制度,如康复治疗质量与安全管理制度、康复治疗文书书写规范、康复患者流程及方案确认制度、康复评定会质量管理制度、康复效果评定标准与程序、康复训练知情告知制度、治疗师三级负责制度、住院康复治疗管理规定等。

（6）建立医疗风险预警机制,制订康复意外紧急处置预案与流程,并定期组织全员考核和全院演练,增强应急反应和处理能力。

（7）构建三级综合康复医院康复医疗质量评价指标体系,并将康复医疗指标纳入医院质量考核。

（8）加强康复环节质控,提高质控效率,如康复治疗率、康复评价率等指标,并形成质控信息数据库,为制订质量管理目标与评价效果提供依据。

（9）建立康复治疗技术人员质控标准。从医疗安全、康复治疗质量、病历质量等多方面对康复治疗技术人员定期进行质量考核。

（10）建立持续整改和有效沟通机制。及时公布考核结果并督促整改,形成质量管理的长效机制。每月召开医疗质量分析例会,对康复医疗质量指标评估结果进行集中分析、公示,推动医疗质量持续改进。

（11）有医疗投诉相关机制和公开处理流程。

（12）有康复医疗质量和安全的定期点评和管理培训制度。

（六）信息化服务

利用计算机软硬件技术和网络通信技术,对医院内进行的康复医疗活动产生的数据进行处理、提取、传输、汇总、加工,形成各种信息,建立为医院的整体运行提供全面的自动化管理及各种服务的信息系统。同时通过区域内医疗信息互联互通,与二级康复医院和基层社区卫生服务中心进行信息共享和交互。

1. 建立医院信息化建设领导体系,设立负责信息管理的专职部门及专职人员,制订配套的信息管理制度,制订切合医院和区域内康复医疗需求的发展规划。

2. 建立符合《医院信息系统基本功能规范》的标准,满足医院医疗需求,运行稳定,安全高效,基于电子病历的医院信息管理系统和康复管理系统,电子病历应用水平分级评价达到四级以上。

3. 建立医院信息集成平台和统一运营的数据中心,实现医院信息数据标准和接口标准的统一、医院不同业务系统有效的信息共享、临床信息一体化应用,以提升医疗工作效率及质量,满足医院管理和科学决策的需求。通过互联网技术、智能技术,逐步推进智慧医院建设。

4. 根据国家医疗健康信息互联互通标准化测评要求,利用医院信息集成平台与外部医疗机构实现信息系统互联互通。建立远程会诊平台,提供康复医师、康复治疗师在线教育培训,发挥三级康复医院技术优势,提高区域内康复服务水平和效率。

5. 实施国家信息安全等级保护制度,以国家信息安全等级保护三级标准进行医院网络和信息安全建设管理,强化医院信息系统标准化、规范化建设。

(七) 保障服务

1. 就诊环境和服务流程管理

(1)医院服务空间布局应体现"以患者为中心"的服务理念,院内交通服务适宜轮椅患者通行,并提供轮椅、助动车停放区域。

(2)院内标识系统清晰易懂。

(3)为患者提供就诊接待、引导、咨询服务。

(4)就诊、住院的环境清洁、舒适、安全。

(5)有保护患者的隐私设施和管理措施。

(6)便民设施、卫生设施、无障碍设施等满足康复患者需求。

(7)医院环境卫生符合爱国卫生运动和无烟医院的相关要求,美化、硬化、绿化达到医院环境标志要求,为患者提供温馨、舒适的就医环境。

2. 医疗仪器设备管理

(1)医疗仪器设备管理符合国家法律、法规及卫生行政部门规章、管理办法、标准的要求,按照法律、法规使用和管理医疗仪器及设备。

(2)有医疗仪器设备管理部门,有人员岗位职责和工作制度,有设备论证、采购、使用、保养、维修、更新和资产处置制度与措施。

(3)合理配置适宜的医学装备,基本设备参照同级综合医院并结合康复专业实际需要配置,康复专科设备配置与其功能定位、康复服务需求相适应,相关大型设备的使用人员持证上岗。

(4)有医疗器械临床使用安全控制与风险管理评估,建立医疗器械临床使用安全事件监测与报告制度,定期对医疗器械使用安全情况进行考核和评估。

(5)有医疗仪器设备使用人员的操作培训,为医疗器械临床合理使用提供技术支持与咨询服务。

(6)有保障设备处于完好状态的制度与规范,对用于急救、生命支持系统的仪器设备要始终保持在待用状态,建立全院应急调配机制。

(7)加强医用高值耗材(包括植入类耗材)和一次性使用无菌器械和低值耗材的采购记录、溯源管理、储存、档案管理、销毁记录、不良事件监测与报告的管理。

(8)建立健全医疗器械质量与安全管理机构,落实全面质量管理与改进制度,定期通报医疗器械临床使用安全与风险管理监测的结果。

3. 后勤服务管理

（1）有后勤服务管理组织、规章制度与人员岗位职责，坚持"以患者为中心，为医院职工服务"的理念，满足康复服务流程需要。

（2）水、电、气、物资供应等后勤保障满足医院运行需要，严格控制与降低能源消耗，有具体可行的措施与控制指标。

（3）为员工提供餐饮服务，为患者提供营养膳食指导，提供营养配餐和治疗饮食，满足患者治疗需要，保障饮食卫生安全。

（4）有健全的医疗废物管理制度，医疗废物的收集、运送、暂存、转移、登记造册和操作人员职业防护等符合规范，污水管理和处置符合规定。

（5）积极探索"后勤一站式"服务模式，逐步实行后勤服务社会化，对外包服务项目的质量与安全实施监督管理。

（6）后勤相关技术人员持证上岗，按技术操作规程工作。

4. 医院安全管理

（1）安全保卫组织健全，制度完善，人员、设备、设施要求符合规范。

（2）有突发事件应急预案，定期演练。

（3）加强对重点环境、重点部门的安全管理，监控设施符合相关标准。

（4）医院消防系统管理符合国家相关标准，定期演练。

（5）加强消防器材、压力容器、电梯等特种设备管理，按期年检。

（6）加强危险品管理，有相应的危险品按期事件处置预案，定期进行巡查。

（八）文化建设

1. 加强党建工作

（1）充分发挥院级党组织把方向、管大局、作决策、促改革、保落实的领导作用，按集体领导、民主集中、个别酝酿、会议决定的原则处理重大问题，支持院长依法依规独立负责地行使法人职权。

（2）加强党务、院务公开，强化民主管理和民主监督。

（3）贯彻落实党的基本理论、基本路线、基本方略，贯彻落实党的卫生与健康工作方针，引导监督医院遵守国家法律法规，维护各方合法权益，确保医院发展方向正确。

（4）统筹推进医院改革发展、医疗服务、医德医风等各项工作，努力建设患者放心、人民满意的现代医院。

（5）坚持"党管人才""党管干部"原则，管干部聚人才、建班子带队伍，做好医院干部人才选拔、管理工作。

（6）领导精神文明建设、思想政治和意识形态工作，开展社会主义核心价值观教育，弘扬崇高精神，加强医院文化建设。

（7）完善医院党组织设置和工作机制，配齐配强党建工作力量，增强政治功能，严格党的组织生活，扩大党内基层民主，抓好发展党员和党员教育管理监督服务工作。

（8）履行全面从严治党的主体责任，加强医院党风廉政建设和反腐败工作。

（9）全面落实党的统一战线方针政策，做好统战工作。

（10）领导并支持工会、共青团等群团组织和职工代表大会开展工作。

2. 医院文化建设

（1）医院精神文化建设：明确医院建设发展的愿景和使命，凝练医院核心价值观，树立共同的使命追求、价值观念和行为方式，弘扬和践行"敬佑生命、救死扶伤、甘于奉献、大爱无疆"的职业精神，培育具有康复医院特色的精神文化氛围。

（2）医院环境文化建设：医院建筑设施和标识系统满足康复需求，优化服务流程，改善诊疗环境，营造良好的康复医学人文环境。构建医务人员之间、医患之间、医院与社会之间的和谐关系，培育职工的团队精神和文化凝聚力。

（3）医院行为文化建设：以患者为中心，以质量为核心，坚持执业精神和执业规范，开展患者满意度管理和医德医风长效管理，切实关心患者诉求，维护患者合法权益。弘扬志愿服务精神，鼓励患者参与志愿服务，发挥自身价值作用，促进患者回归社会、回归家庭、回归工作。

（4）医院伦理文化建设：树立注重医学伦理、致力科学求真的精神，尊重患者的知情同意权，建立健全医学伦理机构和规程。

（5）医院廉洁文化建设：坚持社会主义核心价值观，推进惩治和预防腐败体系建设，完善廉洁制度建设，积极开展廉洁教育，营造崇尚廉洁意识和行为的氛围。

（九）发挥引领示范作用

1. 作为省市级康复服务枢纽和中心，充分发挥三级综合康复医院区域行业引领示范作用，具备承担服务区域内重症康复和疑难疾病康复诊疗的设施设备、技术梯队与处置能力。能充分发挥区域辐射带动作用，与专业康复机构和基层医疗机构建立双向转诊关系，实现分层级、分阶段康复，带动区域康复业务及服务能力发展。

2. 具备省市级康复医疗专业人员培训能力，承担国内、省市级及区域内康复专业人员的培训任务。具有全面掌握现代康复医学理论和技术、临床教学经验丰富、专业门类齐全的师资队伍。具备开展区域内康复专业人员系统培训的设备设施和场所。

3. 承担省市内康复医疗服务质量控制任务。协助省部级卫生行政部门开展区域内省级康复医疗质量控制工作，指导和带动区域内康复医疗机构的规范建设与管理。

4. 引领康复医学发展。能够协助卫生行政部门研究、制订省市级康复医学管理政策和发展规划，有效利用国内外各类资源开展学术研究和对外交流，捕捉学科发展最新动态，推动学科健康、快速发展。

5. 在省市内整体实力强，综合优势明显。能统筹区域内医疗资源，提供优质的医疗服务。

（1）在医疗方面，具有省市内领先的康复医疗技术水平，突出的疑难危重症诊疗能力，能为规划区域内的医疗机构提供康复技术支持及指导，持续有效地提高区域内整体的康复医疗水平。具有一定数量的国家或省级临床重点专科，在区域内有较好的辐射带动能力。

（2）在教学方面，具有较强的临床教学能力和高级临床医学人才培养能力，能够开展相关专业的住院医师规范化培训和在职培训、专科医师规范化培养。

（3）在科研方面，具备一定的科研能力和成果转化应用能力。

6. 加强创新能力建设，具有行业领域内管理创新、技术创新、科研创新能力，推动区域康复事业发展。

7. 凝聚行业力量，承担社会责任，引领和带动相关综合康复医院实现规范、有序、健康发展。

8. 以三级综合康复机构规范化建设为中心，开展综合康复机构分级标准、运营管理规范、质量控制标准、现代康复医院管理制度等方面的探索研究。

9. 从康复机构建设与管理、康复学科建设、康复人才培养和技术提升等方面协助其他康复机构全面优化康复资源配置，提高优质康复资源利用率，在康复患者的医疗管理、医疗安全和医疗服务工作方面力争做到"同质化"。

10. 依托"互联网＋康复"平台，积极向对口帮扶及支援的康复机构输送康复管理经验、诊疗技术及专家资源，摆脱地域限制，让更多老百姓获得便捷的优质康复服务。

（十）服务社会

1. 履行社会责任，积极参加政府和社会团体组织的社会公益性活动，积极宣传推广康复知识和康复理念。

2. 承担突发公共卫生事件和重大事故灾害的康复医疗服务。

3. 支援农村和社区、支援边疆康复医疗工作等，做好对口支援、技术帮扶、人才培养等工作。

4. 支持残疾人康复和工伤康复事业。

二、二级综合康复医院

为指导和规范二级综合康复医院管理，提升医院内涵，提高康复服务能力和服务水平，参照《医院管理评价指南（2008 版）》《中国医院协会医院管理指南（2016 版）》和《康复医院基本标准（2012 版）》等有关文件，制定本管理指南。本指南是二级综合康复医院运营管理及康复医疗服务的基本要求，相应康复机构应参照本指南进行管理，不断提高康复医疗服务能力，保证医疗质量和安全，满足患者的康复需求。

（一）医院发展的顶层设计

1. 确立医院发展定位与目标

（1）医院的发展定位与发展规划符合区域卫生发展规划和医疗机构设置规划。

（2）明确医院发展定位、发展特色、发展目标和发展规划，能体现医院宗旨与愿景。

（3）二级综合康复医院建设目标：区域枢纽、省（市）内先进、国内有影响力的现代化康复医院。

2. 科学规划学科架构 对医院内部设置进行科学规划，以医院发展模式指导职能科室和临床康复业务科室的架构，为推进人员配置和学科建设、促进医院高效运行和快速发展奠定基础。

（1）职能科室架构：设置康复管理、行政管理、科研教学、后勤管理、党建文化等部门或具备相应职能的部门。

（2）业务科室架构：充分体现医院康复特色，以功能障碍和康复特点为划分依据，形成多个专科协同发展的康复学科群。康复评定与治疗科室的设置应与医院康复专业建设方向密切配合，实现环境布局与物理空间相统一，全面满足康复患者的系统性、专业化康复评定与治疗需求。

3. 建立规范的管理体系

（1）实行党委领导下的院长负责制，院长全面负责医院医疗、教学、科研、行政管理工作，积极推进医院管理职业化。

（2）配合医院发展、康复医疗业务拓展和管理服务职能的需求，建立符合现代化康复医院发展要求的管理体制和运行机制。

（3）建立健全内部管理机构、管理制度、议事规则、办事程序等，规范内部治理结构和权力运行规则，提高医院运行效率。

（4）健全医院医疗质量安全、人力资源、财务资产、绩效考核、人才培养培训、科研、后勤、信息等内部管理制度，提高医院科学管理水平，推动医院管理规范化、精细化、科学化。

（5）制订医院年度计划与中长期发展规划，医院规模和发展目标与医院的功能任务一致,医院年度计划及中长期发展规划经过职工代表大会审议通过后组织实施。

（二）人力资源管理

同三级综合康复医院。

（三）绩效管理

同三级综合康复医院。

（四）学科建设

学科建设包括人才培养、学科管理、科学研究、引进设备和新技术开发等内容。同时针对二级综合康复医院专科设置及病种特点,有选择、有重点地设立主攻研究方向。

1. 人才培养　医院有人力资源发展规划、人才梯队建设计划和人力资源配置方案,各类人员配置及其结构适应医院任务需求。

（1）有人力资源发展规划、人才梯队建设计划和人力资源配置方案,并符合医院功能任务和整体发展规划要求,持续改进,满足医院发展及学科建设需求。

（2）有学科带头人选拔与激励机制及后备人才培养计划。

2. 学科管理　二级综合康复医院的学科建设应符合本地区域性康复体系建设、医院整体规划和发展的要求。以常见病、多发病的康复诊疗为主,按照二级综合康复医院建设标准,各康复专科发展有规划、有成效体现。

（1）结合区域内医疗资源特点,促进分级诊疗、分阶段康复,开展康复学科建设和康复诊疗技术的应用。鼓励医务人员定期参加学术交流、继续教育培训、进修学习等。

（2）加强临床医学与康复医学的有机融合,以常见病、多发病为康复专科建设方向,有专科建设发展规划及培育规划,包括经费投入和人才梯队。

3. 科研管理　科研项目及成果应符合国家及本区域二级康复医院评审要求。

（1）有健全的科研管理相关制度,并提供适当的经费、条件与设施,促进科研成果向临床应用转化,形成特色诊疗项目和特色专科。

（2）有鼓励医务人员参与科研工作的制度和办法,并提供适当的经费、条件与设施。有科研工作管理制度,有鼓励医务人员参与科研工作的具体措施。

（3）有科研经费支持及相应的科研条件与设施,设立科研支持基金和鼓励性科研经费。

（4）有专门部门和人员对医务人员参与科研工作进行管理。

（5）如需开展器械等临床试验,应依法取得相关资质,管理要求参照三级综合康复医院相关管理办法。

4. 新技术及新设备管理　引进新技术、新设备对医院学科建设发展具有推进作用,应具备健全的诊疗新技术准入管理制度。新进设备管理,需根据国家法律、法规及卫生行政部门规章、管理办法、标准要求,建立和完善医学装备管理部门,人员配置合理,制订医学装备配置方案。

（五）医疗质量管理

在二级综合康复医院进行康复治疗的患者病情相对稳定,但亦应充分考虑患者相关并发症的发生、危险预估、疾病复发、再发等突发症状的及时应对和处理。有健全的医疗质量管理体系,在康复医疗、运营效率、秩序发展、患者满意度等方面能起到监督和促进作用。

1. 综合医疗相关制度　有各项规章制度、人员岗位责任制,有国家制定或认可的诊疗指南和临床、护理技术操作规程等,并成册可用。

2. 康复医疗质量管理制度　严格执行康复诊疗指南、护理指南、康复常规,建立、健全康复医疗服务工作制度,执行康复医疗质量控制标准,持续改进康复医疗服务质量。

（1）严格规范诊疗项目,专业技术人员应具备相应岗位任职资格,根据《中华人民共和国执业医师法》《医疗机构管理条例》《护士条例》等有关法律法规和行业规定规范执业。

（2）有院科二级康复医疗质量管理组织,制订康复医疗质量控制及持续改进制度,制订规范的康复评价和康复治疗操作规程,实行康复医疗全程质量控制与安全管理。

（3）制订医疗质量管理和持续改进方案并组织实施。

（4）执行医疗核心制度,如首诊负责制度、三级医师查房制度、疑难病例讨论制度、会诊制度、手术分级制度、交接班制度、查对制度等,注重医疗安全。

（5）执行康复医疗相关制度,如康复治疗质量与安全管理制度、康复治疗文书书写规范、康复患者流程及方案确认制度、康复评定会质量管理制度、康复效果评定标准与程序、康复训练知情告知制度、治疗师三级负责制度、住院康复治疗管理规定等。

（6）建立医疗风险预警机制,有康复意外紧急处置预案与流程,并定期组织全员考核和全院演练,增强应急反应和处理能力。

（7）构建二级综合康复医院康复医疗质量评价指标体系,指标应具有实用性和可操作性,并将康复医疗指标纳入医院质量考核。

（8）加强康复环节质控,提高质控效率,如康复治疗率、康复评价率等指标,并形成质控信息数据库,为制订质量管理目标与评价效果提供依据。

（9）建立康复治疗技术人员质控标准,对康复治疗技术人员定期质量考核。

（10）建立持续整改和有效沟通机制,及时公布考核结果并督促整改,形成质量管理的长效机制。定期召开医疗质量分析例会,对康复医疗质量指标评估结果进行集中分析、公示,推动医疗质量持续改进。

（11）有医疗投诉相关机制和公开处理流程。

（12）有康复医疗质量和安全的定期点评和管理培训制度。

（六）信息化服务

利用计算机软硬件技术和网络通信技术,对医院内进行的康复医疗活动产生的数据进行处理、提取、传输、汇总、加工,形成各种信息,建立为医院整体运行提供全面的自动化管理及各种服务的信息系统。同时实现区域内医疗信息互联互通,具有区域康复信息中心功能。

1. 建立医院信息化建设领导体系,设立负责信息管理的专职部门和人员,制订配套的信息管理制度,制订切合医院和区域内康复医疗需求的发展规划。

2. 建立基于电子病历为核心的医院信息管理系统和康复管理系统,符合《医院信息系统基本功能规范》标准,满足医院医疗需求。

3. 根据国家医疗健康信息互联互通标准化测评要求,推进医院内部、外部信息系统互联互通。建立远程康复平台,提供社区康复机构康复医师、康复治疗师远程教育培训、社区康复治疗实时指导等服务,发挥区域康复医疗中心作用,提高区域内的康复服务水平。

4. 实施国家信息安全等级保护制度,以国家信息安全等级保护二级或以上标准进行医院网络和信息安全建设管理,强化医院信息系统标准化、规范化建设。

（七）保障服务

同三级综合康复医院。

（八）文化建设

同三级综合康复医院。

（九）发挥引领示范作用

1. 充分发挥二级综合康复医院区域康复服务枢纽作用,具备承担服务本区域内常见病、多发病、部分疑难疾病康复诊疗的设施设备、技术梯队与处置能力。能充分发挥本区域辐射带动作用,推动本区域康复业务及服务能力发展。

2. 具备本区域基层医疗服务中心康复医疗专业人员教学培训能力。

3. 协助区县级卫生行政部门开展本区域内康复医疗质量控制工作,指导和带动本区域内基层康复医疗机构的规范建设与管理。

4. 协助卫生行政部门研究、制订本区域康复医学管理政策和发展规划。

5. 能统筹本区域内的医疗资源,提供优质的康复医疗服务。学科专业设置与诊疗技术能力在本区域内同级医院中具有明显优势,具有一定的临床带教能力。

6. 协助本区域内基层康复医疗机构优化康复资源配置,提高优质康复资源的有效利用率。

（十）服务社会

原则上同三级综合康复医院。

（周明成　宋为群　肖翠兰）

参 考 文 献

1. 卫生部关于印发《康复医院基本标准（2012年版）》的通知［J］.中国康复医学杂志,2012,27(6):491-493.

2. 卫生部关于印发《"十二五"时期康复医疗工作指导意见》的通知.卫医政发〔2012〕13号

3. 关于建立现代医院管理制度的指导意见.国办发〔2017〕67号

4. 国务院办公厅关于加强三级公立医院绩效考核工作的意见.国办发〔2019〕4号

5. 卫生部关于印发《医院信息系统基本功能规范》的通知.卫办发〔2002〕116号

6. 关于进一步推进以电子病历为核心的医疗机构信息化建设工作的通知.国卫办医发〔2018〕20号

7. 国家医疗健康信息区域（医院）信息互联互通标准化成熟度测评方案（2017年版）

8. 卫生部关于印发《卫生行业信息安全等级保护工作的指导意见》的通知.卫办发〔2011〕85号

9. 卫生部关于印发《医院管理评价指南（2008版）》的通知.卫医政发〔2018〕104号

10. 卫生部关于印发《综合医院康复医学科建设与管理指南》的通知.卫医政发〔2011〕31号

11. 薛晓林,陈建平.中国医院协会医院管理指南（2016年版）［M］.北京:人民卫生出版社,2016.

12. 国务院办公厅《关于建立现代医院管理制度的指导意见》.国办发〔2017〕67号

13. 关于加强公立医院党的建设工作的意见.中办发〔2018〕35号

14. 卫生部办公厅关于开展卫生部康复医疗服务示范医院（三级综合医院）创建工作的通知.卫办医政发〔2012〕123号

15. 国家卫生计生委关于印发"十三五"国家医学中心及国家区域医疗中心设置规划的通知.国卫医发〔2017〕3号

16. 卫生部办公厅关于印发《二级综合医院评审标准（2012年版）实施细则》的通知.卫办医管发〔2012〕57号

17. 任真年.现代医院医疗质量控制管理［M］.北京:人民军医出版社,2005.

18. 曹荣桂.医院管理学［M］.北京:人民卫生出版社,2003.

19. 励建安,黄晓琳.康复医学［M］.北京:人民卫生出版社,2016.

20. 医政司管理局.三级综合医院医疗服务能力指南（2016版）［M］.北京:人民卫生出版社,2016.

21. 卫生部医疗服务监管司.卫生部医院评审评价工作文件汇编［M］.北京:人民卫生出版社,2012.

第三章

专科康复医院管理指南

第一节　基本要求

一、三级专科康复医院

为指导和规范三级专科康复医院的建设,参照《康复医院基本标准(2012年版)》《综合医院康复医学科建设与管理指南》《综合医院建设标准》等有关文件,结合专科康复医院的实际特点,制订基本配置要求,并作为三级专科康复医院建设与验收的参考标准。

（一）机构规模

1. 床位

（1）设置原则：三级专科康复医院的床位规模应根据当地城镇总体规划、区域卫生规划、医疗机构设置规划、服务人口数量、经济发展水平、康复医疗资源和康复服务需求进行综合平衡后确定。

（2）床位数量：原则上住院床位总数≥300张。

2. 房屋建筑和场地

（1）范围：三级专科康复医院房屋建筑主要包括急诊、门诊、住院、医技、治疗、保障、管理和生活等用房。场地包括道路、绿地、室外活动场地和停车场等。承担培训、科研和教学任务的三级专科康复医院,还应包括相应的培训、科研和教学设施。

（2）用地面积

1）设置原则：三级专科康复医院的用地面积应符合区域总体规划、卫生规划、医疗机构设置规划和康复服务需求。

2）面积：原则上医院总用地面积≥20亩（1亩≈666.67m^2）。

3. 建筑面积

（1）每床建筑面积不少于60m^2。

（2）病房每床净使用面积不少于6m^2。

（3）每床门诊建筑面积不少于2m^2。

（4）康复治疗区域建筑面积不少于总建筑面积的8%。

（5）医技科室建筑面积不少于总建筑面积的8%。

（6）急诊建筑区域面积不少于总建筑面积的2%。

（7）拥有科研人员编制的三级专科康复医院,应按编制内每位科研工作人员25m^2的标准另行增加科研用房建筑面积。

（8）没有科研人员编制的三级专科康复医院,应以副高级及以上专业技术人员总数的25%为基数,按每人20m^2的标准另行增加科研用房。

（9）行政区域、院内生活、保障系统等的建筑面积比例可根据实际需要调整。

（10）作为医学院校的附属医院、教学医院和实习医院的,其教学用房建筑面积指标应达到≥0.8、≥0.6、≥0.4m²/床。

（11）磁共振成像装置等大型医用设备的房屋建筑面积可参照《综合医院建设标准》确定。

（12）康复治疗区域场地可以设在临床康复科室内或距离临床康复科室较近的区域，同层治疗满足患者治疗需求的60%。

4. 无障碍设施要求　医院建筑设施执行国家无障碍设计相关标准；参考中华人民共和国住房和城乡建设部的《无障碍设计规范》GB 50763—2012，包括患者、康复人员使用的医疗康复建筑；医技部的无障碍设施；住院部患者活动室墙面四周扶手的设置；康复治疗用房设置扶手；主要出入口应为无障碍出入口等。

（二）人员结构

1. 人员配比

（1）每床至少配备1.4名工作人员，其中卫生专业技术人员1.2名。

（2）每床至少配备医师0.2名（包括临床医师和康复医师）。

（3）每床至少配备康复治疗师0.3名。

（4）每床至少配备护士0.4名。

2. 医师要求

（1）副高级及以上专业技术职务任职资格人数不低于总数的15%。

（2）业务科室科主任应当具有副高级及以上专业技术职务任职资格。

（3）中级专业技术职务任职资格人数不低于总数的30%。

（4）各科室医师结构合理，能够满足三级医师责任制等医疗核心制度要求。

（5）硕士研究生以上学历的医师人数不低于总数的30%。

3. 康复治疗师要求

（1）具有副高级及以上专业技术职务任职资格的人数不低于总数的1.5%。

（2）各专业治疗师负责人应具有3年以上中级专业技术职务任职资格。

（3）中级及以上专业技术职务任职资格的人数占比不低于总数的20%。

（4）康复治疗技术及相关专业毕业的治疗师总数不低于总数的85%。

（5）本科以上学历的康复治疗师人数不低于康复治疗师总数的40%。

4. 康复护士要求

（1）取得康复专科护士资格的人数不低于护士总人数的2%。

（2）副高级及以上专业技术职务任职资格的人数不低于总数的1%。

（3）中级及以上专业技术职务任职资格人数不低于护士总数的20%。

（4）学历配比合适，大专及以上学历专业技术职务任职资格人数不低于总数的50%。

（5）护士长应当具有3年以上中级专业技术职务任职资格。

5. 心理医师/治疗师要求　根据学科发展需要配备相应的心理医师和心理治疗师。

（三）学科架构

1. 科室设置

（1）住院科室：至少设本专科康复科室3个，以及本专科相关内科、外科和重症监护室等必要的相关科室。

（2）评定科室：至少设本专科相关功能评定室3个，以及运动功能评定室、平衡与步态功能评定室、作业日常活动能力评定室、心理评定室、电生理检查室、职业能力评定室中的

3个。

（3）治疗科室：至少设本专科相关治疗室3个，以及物理因子治疗室、传统康复治疗室、心理康复室、水疗室、职业社会康复室、康复工程室中的4个。

（4）门诊科室：至少设本专科门诊科室4个，门诊康复治疗室2个。

（5）医技科室：至少设医学影像科、检验科、药剂科、营养科、消毒供应室等。

2. 学科设置 学科设置应体现临床康复一体化理念。

（1）至少设本专科亚专业3个。

（2）亚专业带头人原则上应具有正高级专业技术职务，硕士以上学位，在本专业领域具有一定影响力和学术地位，具有1~2个稳定的科学研究方向；具备本专科危急重症或疑难病症的诊治能力。

（3）各专业学术骨干（包括康复治疗、康复护理技术骨干）人数应不低于同专业技术人员总数的15%，原则上学术骨干应具有副高级及以上专业技术职务（康复治疗、康复护理技术骨干中级3年以上），硕士研究生以上学历（康复治疗、康复护理技术骨干本科以上），具有1~2个稳定的科学研究方向；具备本专科危急重症或疑难病症的诊治能力。

（4）各亚专业学术梯队年龄、技术职务、知识结构合理。

（5）具有一定的教学和实习带教能力，所在机构能够承担实习带教人数100人/a，进修人数40人/a。

（四）设备要求

1. 通用设备 参照三级专科医院基本设备并结合实际需要配置。

2. 专科康复设备

（1）康复评定设备：至少配备本专科相关康复评定设备及通用康复评定设备。以三级神经康复专科医院为例，至少应配备：

1）运动功能评估设备：如肌力评定设备（等速肌力评估仪等）、关节活动度评定设备、平衡与跌倒风险评估设备、三维步态评估设备、肌张力评估设备、表面肌电图及其他神经电生理学检查设备等。

2）认知功能评估设备。

3）言语功能评估设备。

4）吞咽功能评估设备。

（2）康复治疗设备：至少配备本专科相关康复治疗设备。以三级神经康复专科医院为例，至少应配备：

1）运动疗法设备：至少配备练用垫、治疗床、姿势矫正镜、平行杠、楔形板、轮椅、训练用棍、沙袋和哑铃、手功能训练设备、肌力训练设备、电动起立床、悬吊训练装置、功率车、助行器、减重训练设备、康复跑台、训练用阶梯、训练用球、平衡训练设备、生物反馈训练设备、情景互动训练设备等；建议配备虚拟现实训练设备、康复机器人等智能康复设备。

2）作业治疗设备：至少配备日常生活活动作业、手功能作业训练、模拟职业作业设备。

3）物理因子治疗设备：至少配备电疗（包括低频电、中频电、高频电疗设备）、光疗、超声波治疗、磁疗、功能性电刺激、传导热治疗、冷疗、经颅直流电刺激器、经颅磁刺激器等设备。具备条件的三级专科康复医院可配置蝶形浴槽、涡流气泡浴槽、步态跑台浴槽等设备。

4）认知、言语、吞咽治疗设备：至少配备认知训练、言语治疗、非言语治疗和吞咽治疗设备。

5)传统康复治疗：至少配备针灸、火罐、中药药浴、中药熏蒸等设备。

6)康复工程：至少配备临床常用矫形器、辅助具制作设备。

3. 急救设备　康复治疗室内应配备抢救车、除颤仪、抢救床等常规抢救设备。

4. 有能满足日常诊疗业务需要的其他设备。

（五）管理架构

1. 管理科室设置

（1）业务管理科室：至少设医务科、护理部、康复医疗质量管理部门、医院感染管理科、病案（统计）室、医保办公室等科室（部门）。

（2）行政管理科室：至少设医院办公室、人事科、财务科、信息科等科室。

（3）教学科研科室：有教学科研任务的机构，应设科教科，开展科研、教学及继续教育培训等相关管理工作。医学院附属医院或教学医院应在科教科职能的基础上，进一步细化科室设置，分别负责教学、科学研究及技术培训等工作。

（4）后勤管理科室：至少设采购科、设备管理科/器械科、总务科、保卫科等科室。

（5）党建文化科室：至少设党委办公室、纪检监察科、工会、团委、宣传科等科室。

2. 管理科室职能

（1）业务管理科室：在主管院长的领导下，开展医疗安全、康复医疗质量控制、康复治疗质量控制、护理质量控制、院感管理、病历质控、医保物价监控等工作，将管理指标量化并纳入临床康复科室/治疗科室绩效管理。

（2）行政管理科室：在主管院长的领导下，开展医院行政工作、人才引进与培养、人才梯队建设、职工职业规划、财务与绩效管理、信息系统建设等工作，将管理指标量化并纳入临床康复科室/治疗科室绩效管理。

（3）教学科研科室：在主管院长的领导下，开展医院教学、实习带教、继续教育、技术培训、科研管理等工作，将管理指标量化并纳入临床康复科室/治疗科室绩效管理。

（4）后勤管理科室：在主管院长的领导下，开展医院后勤维修、设备管理、器械维修、设备及物资采购、餐饮、物业管理、安全保卫等工作，将管理指标量化并纳入临床康复科室/治疗科室绩效管理。

（5）党建文化科室：在党委书记或其他分管院长的领导下，开展医院党建、纪检、工会、团员管理及文化宣传工作，将管理指标量化并纳入临床康复科室/治疗科室绩效管理。

二、二级专科康复医院

为指导和规范二级专科康复医院的建设，参照《康复医院基本标准（2012年版）》《综合医院康复医学科建设与管理指南》《综合医院建设标准》等有关文件，结合专科康复医院的实际特点，制订基本配置要求，并作为二级专科康复医院建设与验收的参考标准。

（一）机构规模

1. 床位

（1）设置原则：二级专科康复医院的床位规模应根据当地城镇总体规划、区域卫生规划、医疗机构设置规划、服务人口数量、经济发展水平、康复医疗资源和康复服务需求进行综合平衡后确定。

（2）床位数量：原则上住院床位总数不少于100张。

2. 房屋建筑和场地

（1）范围：二级专科康复医院房屋建筑主要包括急诊、门诊、住院、医技、治疗、保障、管理和生活等用房。场地包括道路、绿地、室外活动场地和停车场等。承担培训、科研和教学任务的二级专科康复医院，还应包括相应的培训、科研和教学设施。

（2）用地面积

1）设置原则：二级专科康复医院的用地面积应符合区域总体规划、卫生规划、医疗机构设置规划和康复服务需求。

2）面积：原则上医院总用地面积≥12亩（1亩≈666.67m²）。

3. 建筑面积

（1）每床建筑面积不少于45m²。

（2）病房每床净使用面积不少于6m²。

（3）每床门诊建筑面积不少于1.5m²。

（4）康复治疗区域建筑面积不少于总建筑面积的6%。

（5）医技科室建筑面积不少于总建筑面积的10%。

（6）急诊区域建筑面积不少于总建筑面积的1.5%。

（7）拥有科研人员编制的二级专科康复医院，应按编制内每位科研工作人员20m²的标准另行增加科研用房建筑面积。

（8）没有科研人员编制的二级专科康复医院，应以副高级及以上专业技术人员总数的15%为基数，按每人15m²的标准另行增加科研用房。

（9）行政区域、院内生活、保障系统等的建筑面积比例可根据实际需要调整。

（10）作为医学院校的附属医院、教学医院和实习医院的，其教学用房建筑面积指标应达到≥0.7、≥0.5、≥0.3m²/床。

（11）磁共振成像装置等大型医用设备的房屋建筑面积可参照《综合医院建设标准》确定。

（12）康复治疗区域场地可以设在临床康复科室内或距离临床康复科室较近的区域，同层治疗满足患者治疗需求的40%。

4. 无障碍设施要求　医院建筑设施执行国家无障碍设计相关标准：参考中华人民共和国住房和城乡建设部的《无障碍设计规范》GB 50763—2012，包括患者、康复人员使用的医疗康复建筑；医技部的无障碍设施；住院部患者活动室墙面四周扶手的设置；康复治疗用房设置扶手；主要出入口应为无障碍出入口等。

（二）人员结构

1. 人员配比

（1）每床至少配备1.2名工作人员，其中卫生技术人员1.0名。

（2）每床至少配备医师0.15名（包括临床医师和康复医师）。

（3）每床至少配备康复治疗师0.2名。

（4）每床至少配备护士0.3名。

2. 医师要求

（1）副高级及以上专业技术职务任职资格的人数不低于总数的8%。

（2）业务科主任应当具有副高级及以上专业技术职务任职资格，或3年中级专业技术职务任职资格。

（3）中级专业技术职务任职资格人数不低于总数的20%。

（4）各科室医师结构合理,能够满足三级医师责任制等医疗核心制度要求。

（5）硕士研究生以上学历的医师人数不低于总数的20%。

3. 康复治疗师要求

（1）副高级及以上专业技术职务任职资格的人数不低于总数的1%。

（2）各专业治疗师负责人应具有2年以上中级专业技术职务任职资格。

（3）中级及以上专业技术职务任职资格的人数占比不低于总数的15%。

（4）康复治疗技术及相关专业毕业的治疗师总数不低于总数的60%。

（5）本科以上学历的康复治疗师人数不低于总数的20%。

4. 康复护士要求

（1）取得康复专科护士资格的人数不低于总人数的1%。

（2）副高级及以上专业技术职务任职资格的人数不低于护士总数的1%。

（3）中级及以上专业技术职务任职资格人数不低于护士总数的10%。

（4）学历配比合适,大专及以上学历专业技术职务任职资格人数不低于总数的40%。

（5）护士长应当具有2年以上中级专业技术职务任职资格。

5. 心理医师/治疗师要求　根据学科发展需求配备心理医师和心理治疗师。

（三）学科架构

1. 科室设置

（1）住院科室:至少设本专科康复科室2个,以及本专科相关内科、外科和重症监护室等本学科必要的相关科室。

（2）评定科室:至少设本专科相关功能评定室2个,以及运动功能评定室、平衡与步态功能评定室、作业日常活动能力评定室、心理评定室、电生理检查室、职业能力评定室中的3个。

（3）治疗科室:至少设本专科相关治疗室2个,以及物理因子治疗室、传统康复治疗室、心理康复室、水疗室、职业社会康复室、康复工程室中的4个。

（4）门诊科室:至少设本专科门诊科室3个,门诊康复治疗室1个。

（5）医技科室:至少设医学影像科、检验科、药剂科、营养科、消毒供应室。

2. 学科设置

（1）至少设本专科亚专业2个。

（2）亚专业带头人原则上应具有副高级专业技术职务,硕士以上学位,在本区域专业领域具有一定影响力和学术地位,具有1~2个稳定的科学研究方向。

（3）各专业学术骨干（包括康复治疗、康复护理技术骨干）人数应不低于同专业技术人员总数的10%,原则上学术骨干应具有副高级及以上专业技术职务（康复治疗、康复护理技术骨干中级3年以上）,硕士研究生以上学历（康复治疗、康复护理技术骨干本科以上）。

（4）各亚专业学术梯队年龄、技术职务、知识结构合理。

（5）具有一定的教学和实习带教能力,所在机构能够承担实习带教人数40人/a,进修人数20人/a。

（四）设备要求

1. 通用设备　参照二级专科医院基本设备并结合实际需要配置。

2. 专科康复设备

（1）康复评定设备：至少配备本专科相关康复评定设备及通用康复评定设备。以二级神经康复专科医院为例，至少应配备：

1）运动功能评估设备：如肌力评定设备、关节活动度评定设备、平衡评估设备、步态评估设备、肌张力评估设备等。

2）认知功能评估设备。

3）言语功能评估设备。

4）吞咽功能评估设备。

（2）康复治疗设备：至少配备本专科相关康复治疗设备。以二级神经康复专科医院为例，至少应配备：

1）运动疗法设备：至少配备训练用垫、治疗床、姿势矫正镜、平行杠、楔形板、轮椅、训练用棍、沙袋和哑铃、肌力训练设备、电动起立床、悬吊训练装置、功率车、助行器、减重训练设备、康复跑台、训练用阶梯、训练用球、平衡训练设备等；建议配备情景互动训练设备等新型康复设备。

2）作业治疗设备：至少配备日常生活活动作业、手功能作业训练、模拟作业设备。

3）物理因子治疗设备：至少配备电疗（包括低频电、中频电、高频电疗设备）、光疗、超声波治疗、磁疗、功能性电刺激、传导热治疗、冷疗等设备。建议配备级颅电刺激、经颅磁刺激设备。

4）认知、言语、吞咽治疗设备：至少配备认知训练、言语治疗、非言语治疗和吞咽治疗设备。

5）传统康复治疗：至少配备针灸、火罐、中药药浴、中药熏蒸等设备。

3. 急救设备　康复治疗室内应配备抢救车、除颤仪、抢救床等常规抢救设备。

4. 有能满足日常诊疗业务需要的其他设备。

（五）管理架构

1. 管理科室设置

（1）业务管理科室：至少设医务科、护理部、康复医疗质量管理部门、医院感染管理科、病案（统计）室、医保办公室等科室（部门），或具备相应职能的科室。

（2）行政管理科室：至少设医院办公室、人事科、财务科、信息科等科室，或具备相应职能的科室。

（3）教学科研科室：具有教学科研任务的机构，应设科教科，开展科研、教学及继续教育培训等相关管理工作。

（4）后勤管理科室：至少设采购科、设备管理科/器械科、总务科、保卫科等科室，或具备相应职能的科室。

（5）党建文化科室：原则上应设党委办公室、纪检监察科、工会、团委、宣传科等科室。可与其他科室合署办公。

2. 管理科室职能

（1）业务管理科室：在主管院长的领导下，开展医疗安全、康复医疗质量控制、康复治疗质量控制、护理质量控制、院感管理、病历质控、医保物价监控等工作，将管理指标量化并纳入临床康复科室/治疗科室绩效管理。

（2）行政管理科室：在主管院长的领导下，开展医院行政工作、人才引进与培养、人才梯队建设、职工职业规划、财务与绩效管理、信息系统建设等工作，将管理指标量化并纳入临床康复科室/治疗科室绩效管理。

（3）教学科研科室：在主管院长的领导下，开展医院教学、实习带教、继续教育、技术培训、科研管理等工作，将管理指标量化并纳入临床康复科室/治疗科室绩效管理。

（4）后勤管理科室：在主管院长的领导下，开展医院后勤维修、设备管理、器械维修、设备及物资采购、餐饮、物业管理、安全保卫等工作，将管理指标量化并纳入临床康复科室/治疗科室绩效管理。

（5）党建文化科室：在党委书记或其他分管院长的领导下，开展医院党建、纪检、工会、团员管理及文化宣传工作，将管理指标量化并纳入临床康复科室/治疗科室绩效管理。

第二节　管理指南

一、三级专科康复医院管理指南

为指导和规范三级专科康复医院的管理，加强医院的内涵建设，提高康复服务能力和服务水平，参照《医院管理评价指南（2008版）》《康复医院基本标准（2012年版）》《综合医院康复医学科建设与管理指南》等有关文件，制定本管理指南。本指南是三级专科康复医院运营管理以及临床和康复医疗服务的基本要求，相应康复机构应参照本指南进行管理，不断提高康复医疗服务能力，保证医疗质量和安全，满足患者对康复服务的需求。

（一）医院发展的顶层设计

1. 确立医院发展定位与目标

（1）探索适合区域和自身发展的医院建设、运营和管理模式。

（2）对医院的发展方向进行理性思考和分析，明确医院发展定位、发展特色和发展目标。

（3）三级专科康复医院的建设目标：区域龙头、省内领先、国内/国际有影响力的现代化专科康复医院。

2. 科学规划学科架构　对医院内部设置进行科学规划，以医院发展模式指导管理科室和业务科室架构，为进一步进行人员配置和学科建设、促进医院高效运行和快速发展奠定基础。

（1）管理科室架构：分为康复管理部、行政管理部、科研教学部、后勤管理部、党建文化部，实行大部制管理机制。

（2）业务科室架构：充分体现医院康复特色，贯彻临床康复一体化发展理念，以亚专业为编制，以功能障碍和康复特点为划分依据，多个亚专业协同发展。康复评定与治疗科室的设置应与医院专科方向密切配合，实现环境布局与物理空间相统一，全面满足康复患者的系统性、专业化康复评定与治疗需求。

3. 建立规范的管理体系

（1）实行党委领导下的院长负责制，积极推进医院管理职业化。

（2）配合医院发展、康复医疗业务拓展和管理服务职能的需求，建立符合现代化康复医院发展要求的管理体制和运行机制。

（3）建立健全各项规章制度，涵盖医疗质量与安全管理、党务与行政管理、科研与教学管理、后勤及安全保障管理等各方面。

（4）提升内部运行管理水平，建立规范的管理体系，包括绩效考核管理体系、质量控制管理体系、信息化管理体系、科教培训管理体系、党建与文化体系、人才建设体系等,逐步实现医院管理的标准化、精细化和规范化。

（5）制订医院年度发展计划和5～10年中长期发展规划,并经职代会审议通过后组织实施。

（二）人力资源管理

1. 人员管理

（1）各管理科室及业务科室人力资源配备合理并满足工作需要,专业技术人员具备相应岗位任职资格。

（2）医院对临床医师、康复医师、康复治疗师、护士等各类专业技术人员有完整的个人资质评价标准与程序,并建立专业人员文凭、注册文件、执业证等档案资料。

（3）建立并实施临床医师、康复医师、康复治疗师对患者诊疗的准入与评价控制程序。

（4）每三年对临床医师、康复医师、康复治疗师、护士资质（包括技术能力、服务品质、职业道德）进行一次审核评估。

2. 人才梯队建设

（1）根据三级专科康复医院的基本配置要求,合理配备不同类别与数量的临床医学、康复医学、康复治疗技术和护理技术人员,专业技术人员配置结构合理、层次清晰,满足康复诊疗工作的需要。

（2）制订人才引进和培养计划,加强对重点学科领军人才和骨干人才的培养和引进,人才梯队建设合理。

（3）形成康复医学、康复治疗、康复培训、康复科研、康复教学、康复护理等人才队伍系列。

（4）康复医师、治疗师、护士数量与梯队（含年龄和学术层次）结构合理,满足康复医疗与护理质量的需要（参照三级专科康复机构基本配置要求并综合考虑收治患者的数量、病种、床位使用率及周转率等）。

（5）康复医师、治疗师、护士学历、职称和专业知识结构合理;提高硕士研究生及以上学历医师、治疗师、护士的比例,医师专业技术等级由高到低比例争取达到1:2:4。治疗师和护士高级职称、高层次人才原则上应达到三级专科康复医院的基本配置要求。

（6）加强重点学科建设和人才培养,制订重点学科发展规划,人才结构合理,有人才培养规范及落实措施。

（7）制订学科带头人任职要求及任职能力评价原则（参照三级专科康复医院基本配置要求）,定期对学科带头人、科室主任进行任职考核。

3. 深化人事制度改革

（1）建立公开平等的竞争机制,优化管理队伍;实行全员聘用制,采取公平公开竞聘上岗的形式,培养医院管理的中坚力量。

（2）推行中层干部及专业技术职务聘期考核及评聘分离管理,建立末位淘汰、能上能下的干部人事管理机制。

（3）建立医院内部机构设置的管理体系,加强医院内部机构设置管理。

（4）严格落实岗位责任制,根据岗位类别及工作职责,形成岗位说明书,建立起明晰的"定岗定责、职责明确、有效放权"的岗位责任体系。

（5）营造人才发展的良好环境,为各级各类人才提供晋升渠道与发展空间。

（6）开展职工职业生涯发展规划工作，为全院职工创造职业发展的空间与平台。

（7）随着学科建设形势和内涵的不断调整，应不断深化人事改革，推出人才发展新举措。

（三）绩效管理

1. 设置专门的绩效管理部门，机构建制与人员职称合理，分工明确。

2. 建立医院内部稽核、控制制度，加强医院成本核算，降低运行成本。

3. 实行医院年度、季度、月度绩效核算综合目标考核制，强化精细化管理。

（1）考核指标涵盖医疗质量、运行效率、持续发展、满意度评价、工作业绩与创新、科教与培训、内部管理等多个方面。

（2）在考核指标的设置上，充分考虑医院规划发展目标及年度重点工作分解、医改要求、重点项目执行情况等。

（3）在指标类型方面，除共性指标外，结合各业务科室特点设置个性化指标，如临床康复一体化特色指标、康复治疗质量控制特色指标、科研课题申报和教学任务完成情况等。

（4）推荐的关键绩效指标包括：康复患者平均住院日、床位使用率、床位周转率、临床康复科室药占比、临床康复路径管理、百元固定资产收入、患者满意度、康复功能评定率（100%）、康复治疗有效率（>93%）、年技术差错率（<1%）、病历和诊疗记录书写合格率（>95%）、仪器设备完好率（>98%）、住院科室康复收入占比、住院科室康复治疗率等，并且赋予每项指标不同的权重。

4. 逐步建立以公益性为导向、以工作量、服务质量、医疗质量安全等为重点的，多维度、全方位、不同层次的绩效考核评价体系。

5. 建立考核 - 反馈 - 分析 - 改进的动态优化机制，将 PDCA 循环应用到绩效考核中，强化过程管理，从而及时发现存在的问题和不足，并及时进行改进和提高。

（四）学科建设

1. 制订医院学科架构和学科体系

（1）针对专科康复医院特色建立学科建构模式，对医疗业务科室进行布局、划分和架构搭建。

（2）学科体系建设应贯彻临床康复一体化及融合发展理念。

（3）以功能障碍和康复特点为划分依据进行学科设置，使同类或相近业务能够协调整合，提高内部管理和服务的整体运行效率。

（4）充分整合学科资源，凝练学科康复临床和科研特色，形成以重点学科为引领、支柱学科为支撑、基础学科为保障、扶持学科为潜力的学科发展体系。

2. 建立重点学科遴选、考核机制

（1）建立重点学科遴选指标体系，构建以人才梯队、特色技术、亚专业建设、科研教学及学术影响力为主要指标的学科建设与评价体系。完善学科带头人遴选机制，并结合学科建设指标对学科带头人进行任期目标管理责任制考核。

（2）建立重点学科定期考核和评估机制，细化相应评价指标并组织按期考核。

（3）力争创建或培育区域重点学科，并努力申报省级、国家级重点学科。

3. 加强学科建设管理与投入

（1）建立学科中长期发展规划和年度发展计划，并按计划组织实施。

（2）建立学科人才培养机制，对学科带头人、学科骨干分别制订相应培养计划。

（3）学科带头人及人才梯队满足专科康复内涵建设需求。学科带头人及学术骨干条件参照《三级专科康复医院基本要求》中学科设置的相关要求。

（4）加大学科投入，学科建设经费投入占医院总收入的1%以上。

4. 细化学科建设要求，提升学科影响力和核心竞争力

（1）学科建设应突出专科康复特色。以患者为中心，临床医师、康复医师、运动治疗师、作业治疗师、言语治疗师、心理医师、康复工程师及康复护士共同协作，组建跨学科康复团队，为患者实施规范的康复评价与诊疗。提升整体护理水平，努力打造康复护理特色。

（2）根据医院学科架构建设康复亚专科，实施专科化、分专业、分层级的康复诊疗。

（3）加强新技术新业务的开展。每个亚专业每年开展新技术新业务不少于2项，重点亚专业不少于4项。

（4）加强学科学术交流和科学研究工作。加强院际、国际间的合作与交流，完善科研激励机制，加大科研投入，积极申报高水平科研项目和成果，提高康复临床科室的原始创新能力。

（五）康复医疗服务能力

1. 能够开展本专科各种常见功能障碍及疑难重症患者的康复评估和康复治疗。

2. 具有较强的医疗辐射能力。

3. 康复亚专业设置不低于3项。

4. 制订并执行本专业常见功能障碍临床康复路径。

5. 使用并推广康复适宜技术，并有能力创造、推广新型康复技术。

6. 与其他综合医院、二级专科康复医院及基层康复机构建立对口支援及双向转诊关系。

（六）康复医疗质量管理

1. 严格规范诊疗项目，专业技术人员应具备相应岗位任职资格，根据《中华人民共和国执业医师法》《医疗机构管理条例》《护士条例》等有关法律法规，不得超范围执业。

2. 成立医院与科室康复医疗质量管理组织，制订康复医疗质量过程与结果质控及持续改进制度，制订规范的康复评价和康复治疗操作规程，实行康复医疗全程质量控制与安全管理。

3. 制订医疗质量管理和持续改进方案并组织实施。

4. 认真执行医疗核心制度如首诊负责制度、三级医师查房制度、疑难病例讨论制度、会诊制度、手术分级制度、交接班制度、查对制度等，注重医疗安全。

5. 认真执行康复医疗相关制度，如康复治疗质量与安全管理制度、康复治疗文书书写规范、康复患者流程及方案确认制度、康复评定会质量管理制度、康复效果评定标准与程序、康复训练知情告知制度、治疗师三级负责制度、住院康复治疗管理规定等。

6. 建立医疗风险预警机制，制订康复意外紧急处置预案与流程，并定期组织全员考核和全院演练，增强应急反应和处理能力。

7. 构建三级专科康复医院康复医疗质量评价指标体系。指标应具有实用性和可操作性，并将康复医疗指标纳入医院质量考核，具体指标包括：康复功能评定率、康复治疗有效率、多学科协作与联合查房率、常见并发症发生率、年技术差错率、不良事件发生率、康复费用占比、康复患者平均住院日、平均住院费用、病历和诊疗记录书写合格率、仪器设备完好率、人员资质标准符合率等。

8. 加强对康复过程中的环节质控,提高质控效率。设计各类康复质控指标的信息系统提取路径并付诸实施,如实现康复治疗率、康复评价率、康复费用占比等指标的自动提取,并形成质控信息数据库,为制订质量管理目标与评价效果提供依据。

9. 建立康复治疗技术人员质控标准。从医疗安全、康复治疗质量(首次接诊及时率、康复方案的制订、康复治疗的执行、康复评价会、康复疗效、技术手法等)、病历质量、费用收取、患者反馈、出勤及劳动纪律、仪表仪容等多方面对康复治疗技术人员按月进行质量控制,并将考核指标与绩效考核挂钩。

10. 建立持续整改和有效沟通机制。坚持月度考核、反馈,季度总结,及时公布考核结果并督促整改,形成质量管理的长效机制。每月召开医疗质量分析例会,对康复医疗质量指标评估结果进行集中分析、公示,推动医疗质量持续改进。

11. 能够及时、妥善处理医疗纠纷,协调医患关系。建立医疗投诉渠道,完善处理程序;对各类投诉应在规定期限内予以初步答复,一般争议≤1周,重大争议≤1个月。

12. 加强医疗质量关键环节、重点部门和重要岗位的管理。

13. 加强全院康复医疗质量和安全教育,严格执行康复医疗和治疗技术规范和常规。

(七)科研与教学管理

1. 设立专门的科研与教学管理部门,人员配比合理,科教管理工作效率较高。

2. 建立医院中长期科研教学发展规划和年度科研教学计划,有科研教学相关奖励制度。

3. 加强学术交流,培育科研氛围,创造良好的学术氛围和科研环境。

4. 加大科教投入,科研教学经费投入占医院总收入的1%以上。

5. 鼓励科教产出,将科教任务纳入临床康复科室年度绩效考核管理目标,以量化指标推动科教管理。

6. 搭建科研平台,建立多学科科研团队,进行多学科科研协作及科研攻关。

7. 畅通医院科研项目申报及院内外学术交流渠道,以科研平台建设推动科教工作。

8. 建设本专科康复相关基础与临床实验室。

9. 实施规范的科教培训管理。实行康复专科特色培训项目规范化申请与组织,实行科研项目全周期管理,提高科教培训管理效率。

10. 获批国家级及省部级课题,发表SCI收录的高水平文章,积极申报国家级、省部级科研成果。课题及SCI文章数量应呈正性增长。

(八)信息化建设

实现信息系统之间以及人和系统之间的业务协同,推进医院向数字化智能康复医院迈进。

1. 信息系统建设应满足医院管理要求,提高医院管理效率。

2. 信息系统能够系统、及时、准确地搜集、整理、分析和反馈有关医疗质量、安全、服务、费用和绩效的信息。

3. 系统提供的分析数据能够满足医院对医疗质量和医疗安全管理以及持续改进的需求。

4. 系统提供的数据满足医院各种费用、绩效分析及临床科研的需要。

5. 信息系统满足医院管理和临床工作需要。

(1)医院信息系统应包括门诊医生工作站、住院医生工作站、康复医生工作站、护士工作站、康复治疗师工作站、临床检验、医学影像、手术麻醉、药品管理、耗材管理、门急诊挂号收费、住院患者入出转管理、住院收费、物资管理、设备管理、财务与经济核算管理、病案管理、医疗统计、院长综合查询与分析、患者咨询服务、医疗保险接口等。

（2）医院管理部门、临床科室、辅助科室定期评价信息系统应能满足业务需求。

6. 医院信息系统符合《医院信息系统基本功能规范》的规定，并与其他医疗机构、卫生行政部门能够实现信息共享。

7. 信息系统运行稳定、安全。建立信息系统管理制度、操作规程及值班管理日志；建立网络安全管理方案、应急保障方案、数据备份与灾难恢复原；严格用户权限控制。明确数据字典维护责任，保证系统与数据安全。

8. 探索建立康复管理系统的具体实施流程，实现康复相关业务流程电子化（开具康复医嘱、治疗师执行医嘱、收费统计、出院确认等），实现康复病历电子化、信息化管理。

9. 建立信息整合平台，实现信息资源的优化整合，将分布于医院各个异构系统（包括HIS、PACS、LIS、办公、财务、人事、物资等系统）中的数据进行提取、聚合、整合，实现"业务流、信息流、资金流、物资流"的全方位统一管理，加强成本管控。

10. 在做好康复医院信息化建设的基础上，适应传统医疗模式向智慧医疗模式转变，应用互联网技术推动移动医疗、远程医疗发展。

（九）保障服务

1. 就诊环境和服务流程管理

（1）医院服务空间布局应体现"以患者为中心"的服务理念，院内交通服务适宜残疾人、轮椅患者通行，并提供轮椅、残疾人助动车停放区域。

（2）院内标识系统清晰易懂。

（3）为患者提供就诊接待、引导、咨询服务。

（4）就诊、住院的环境清洁、舒适、安全。

（5）有保护患者的隐私设施和管理措施。

（6）便民设施、卫生设施、无障碍设施等满足康复患者的需求。

（7）医院环境卫生符合爱国卫生运动和无烟医院的相关要求，美化、硬化、绿化达到医院环境标志要求，为患者提供温馨、舒适的就医环境。

2. 医疗仪器设备管理

（1）医疗仪器设备管理符合国家法律、法规及卫生行政部门规章、管理办法、标准的要求。

（2）有医疗仪器设备管理部门，有人员岗位职责和工作制度，有设备论证、采购、使用、保养、维修、更新和资产处置制度与措施。

（3）合理配置适宜的医学装备，通用设备参照同级专科医院并结合康复专业实际需要配置，康复专科设备配置与其功能定位、康复服务需求相适应，相关大型设备的使用人员应持证上岗。

（4）开展医疗器械临床使用安全控制与风险管理工作，建立医疗器械临床使用安全事件监测与报告制度，定期对医疗器械使用安全情况进行考核和评估。

（5）有医疗仪器设备使用人员的操作培训，为医疗器械临床合理使用提供技术支持与咨询服务。

（6）有保障设备处于完好状态的制度与规范，用于急救、生命支持系统的仪器设备要始终保持在待用状态，建立全院应急调配机制。

（7）加强医用高值耗材（包括植入类耗材）和一次性使用无菌器械和低值耗材的采购记录、溯源管理、储存、档案管理、销毁记录、不良事件监测与报告的管理。

（8）建立健全医疗器械质量与安全管理机构，落实全面质量管理与改进制度，定期通报医疗器械临床使用安全与风险管理监测的结果。

3. 后勤服务管理

（1）有后勤服务管理组织、规章制度与人员岗位职责，后勤服务能够坚持"以患者为中心，为医院职工服务"的理念，满足康复服务流程需要。

（2）水、电、气、物资供应等后勤保障满足医院运行需要，严格控制与降低能源消耗，有具体可行的措施与控制指标。

（3）为员工提供餐饮服务，为患者提供营养膳食指导，提供营养配餐和治疗饮食，满足患者的治疗需要，保障饮食卫生安全。

（4）有健全的医疗废物管理制度，医疗废物的收集、运送、暂存、转移、登记造册和操作人员职业防护等符合规范，污水管理和处置符合规定。

（5）积极探索"后勤一站式"服务模式，逐步实行后勤服务社会化，对外包服务项目的质量与安全实施监督管理。

（6）后勤相关技术人员持证上岗，按技术操作规程工作。

4. 医院安全管理

（1）安全保卫组织健全，制度完善，人员、设备、设施要求符合规范。

（2）有突发事件应急预案，定期演练。

（3）加强对重点环境、重点部门的安全管理，监控设施符合相关标准。

（4）医院消防系统管理符合国家相关标准，定期演练。

（5）加强消防器材、压力容器、电梯等特种设备的管理，按期年检。

（6）加强危险品的管理，有相应的危险品处置预案，定期进行巡查。

（十）党建与医院文化

1. 医院党建工作　党建工作是办院之本，要坚持党在医院的领导核心地位，以党的政治建设为统领，把党建工作与医疗服务和行政业务深度融合，以崭新的精神面貌，强烈的凝聚力和战斗力，带动医护人员和广大员工，同心同德、奋发创优，展现新气象、造就新作为。

（1）实行党委领导下的院长负责制，加强领导班子建设，坚持民主集中制，完善"三重一大"事项民主决策和集体决策的程序和方法。

（2）完善中层管理干部选拔任用管理制度。

（3）推进基层党组织建设。树立党支部和党员榜样，开展党支部自我评议及党员评议工作。完善学习教育制度，分类别分层次地推进党员学习教育。

（4）将党员和党建活动与医院专科康复特色相结合，开创特色党建互动。

（5）切实开展党风廉政建设。

1）利用宣传、会议、学习、参观等多种形式，开展党风廉政教育。

2）完善管理制度，明确党风廉政建设责任和规范。

3）院党委和纪委全程参与并监督基建、采购和招聘的全过程，杜绝违纪违法案件。

4）对人事、财务、采购、基建等重点科室，逐一开展廉政风险源排查及风险防控措施的制订工作。

5）结合行业特点，开展医德医风教育。

（6）每年召开职代会，听取并审议医院年度工作报告和预决算报告，审议医院重大改革措施和涉及职工切身利益的重要议题。

（7）完善共青团组织机构，建设学习型团组织。

2. 医院文化建设　医院文化是办院之魂。医院文化是一个医院经过多年凝聚和提炼形成的一种特有的文化现象，是几代行医人默默传承的行动理念，是一个医院的灵魂。建设具有行业特色、富有时代特征的先进医院文化，关系着医院长远发展，可为医院持续健康发展提供不竭的精神动力和强大的文化支撑。

（1）完善医院远景、核心价值观，提炼医院精神，明确医院使命。

（2）细化医院发展理念，在全院职工中开展院训诠释和宣讲。

（3）完善医院标识形象系统。加强医院与职工之间的信息沟通。

（4）加强医院文化活动的设计与整合，形成富有专科康复医院特色的文化活动体系。

（5）培育团结协作精神，构建团结谋事的领导班子、团结共事的科室、团结处事的班组，引导全院职工围绕医院发展蓝图，自觉投身医院改革发展、推动实现发展目标、共享改革发展成果。

（6）引导全院职工树立正确的服务观念，推动业务科室职工为患者提供优质的服务，管理科室为一线科室和广大患者提供优质的服务，创建服务品牌。

（7）扎实开展医德医风建设，大力提倡奉献精神，落实"以患者为中心"的办院方针，切实关心患者诉求，维护患者合法权益，建设"让人民满意的医院"。

（8）加强思想道德教育，促进职工与职工之间的和谐。加强人文医学教育，促进职工与患者之间的和谐。

（十一）发挥引领示范作用

1. 作为区域专科康复服务的枢纽及中心，充分发挥三级专科康复医院区域行业引领示范作用、辐射作用和带头能力，带动区域康复业务及服务能力发展。

2. 加强创新能力建设，带头进行行业领域内管理创新、技术创新、科研创新，推动区域康复事业发展。

3. 凝聚行业力量，承担社会责任，引领和带动相关专科康复医院实现规范、有序、健康发展。

4. 以二级、三级专科康复机构规范化建设为中心，开展专科康复机构分级标准、运营管理规范、质量控制标准、现代康复医院管理制度等方面的探索研究。

5. 从康复机构建设与管理、康复学科建设、康复人才培养和技术提升等方面协助其他二级和基层专科康复机构全面优化康复资源配置，提高优质康复资源的利用率，在康复患者的医疗管理、医疗安全和医疗服务工作方面力争做到"同质化"。

6. 依托"互联网＋康复"平台，积极向对口帮扶及支援的康复单位输送康复管理经验、诊疗技术及专家资源，让帮扶工作摆脱地域限制，让更多老百姓拥有优质康复服务带来的健康与便捷。

（十二）服务社会

1. 发挥三级专科康复医院公益性的特点，履行社会责任，主动为社会各界人士提供康复医疗服务。

2. 承接国家、政府和社会团体组织的公益性康复医疗服务，对群体性活动提供康复医疗保障。

3. 承担突发公共卫生事件和重大事故灾害的康复医疗服务。

4. 深入对口支援的二级康复医院或基层康复机构，开展技术和管理帮扶工作。

5. 主动深入周边社区及远郊区县，为居民提供义诊和健康知识宣教活动。

二、二级专科康复医院

为指导和规范二级专科康复医院的管理，加强医院的内涵管理，提高康复服务能力和服务水平，参照《医院管理评价指南（2008）版》和《康复医院基本标准（2012年版）》等有关文件，制定本管理指南。本指南是二级专科康复医院运营管理以及临床和康复医疗服务的基本要求，相应康复机构应参照本指南进行管理，不断提高康复医疗服务能力，保证医疗质量和安全，满足患者对康复服务的需求。

（一）医院发展的顶层设计

1. 确立医院发展定位与目标

（1）探索适合区域和自身发展的医院建设、运营和管理模式。

（2）对医院的发展方向进行理性思考和分析，明确医院发展定位、发展特色和发展目标。

（3）二级专科康复医院的建设目标：区域枢纽、省内先进、国内有影响力的现代化专科康复医院。

2. 科学规划学科架构 对医院内部设置进行科学规划，以医院发展模式指导管理科室和业务科室的架构，为进一步进行人员配置和学科建设、促进医院高效运行和快速发展奠定基础。

（1）管理科室架构：分为康复管理部、行政管理部、科研教学部、后勤管理部、党建文化部，实行大部制管理机制。

（2）业务科室架构：充分体现医院康复特色，贯彻临床康复一体化发展理念，以亚专业为编制，以功能障碍和康复特点为划分依据，多个亚学科协同发展。康复评定与治疗科室的设置应与医院专科方向密切配合，实现环境布局与物理空间相统一，全面满足康复患者的系统性、专业化康复评定与治疗需求。

3. 建立规范的管理体系

（1）实行党委领导下的院长负责制，积极推进医院管理职业化。

（2）配合医院发展、康复医疗业务拓展和管理服务职能的需求，建立符合现代化康复医院发展要求的管理体制和运行机制。

（3）建立健全各项规章制度，涵盖医疗质量与安全管理、党务与行政管理、科研与教学管理、后勤及安全保障管理等各方面。

（4）提升内部运行管理水平，建立规范的管理体系，包括绩效考核管理体系、质量控制管理体系、信息化管理体系、党建与文化体系、人才建设体系等，逐步实现医院管理的标准化、精细化和规范化。

（5）制订医院年度发展计划和5~10年中长期发展规划，并经职代会审议通过后组织实施。

（二）人力资源管理

1. 人员管理

（1）各管理科室及业务科室人力资源配备合理并满足工作需要，专业技术人员具备相应岗位任职资格。

（2）医院对临床医师、康复医师、康复治疗师、护士等各类专业技术人员有完整的个人资质评价标准与程序，并建立专业人员文凭、注册文件、执业证等档案资料。

（3）建立并实施临床医师、康复医师、康复治疗师对患者诊疗的准入与评价控制程序。

（4）每三年对临床医师、康复医师、康复治疗师、护士资质（包括技术能力、服务品质、职业道德）进行一次审核评估。

2．人才梯队建设

（1）根据二级专科康复医院的基本配置要求，合理配备不同类别与数量的临床医学、康复医学、康复治疗技术和护理技术人员，专业技术人员配置结构合理、层次清晰，满足康复诊疗工作的需要。

（2）制订人才引进和培养计划，加强对学科带头人和骨干人才的培养和引进，人才梯队建设合理。

（3）形成康复医学、康复治疗、康复护理等人才队伍系列。

（4）康复医师、治疗师、护士数量与梯队（含年龄和学术层次）结构合理，满足康复医疗与护理质量的需要（参照二级专科康复机构基本要求，并综合考虑收治患者的数量、病种、床位使用率及周转率等）。

（5）康复医师、治疗师、护士学历、职称和专业知识结构合理；提高硕士研究生及以上学历医师、本科以上治疗师、本科以上护士的比例，医师专业技术等级由高到低比例争取达到1∶2.5∶5。治疗师和护士高级职称、高层次人才原则上应达到二级专科康复医院基本配置的要求。

（6）加强亚专业建设和人才培养，制订发展规划，人才结构合理，有人才培养规范及落实措施。

（7）制订学科带头人任职要求及任职能力评价原则（参照二级专科康复医院基本配置要求），定期对学科带头人、科室主任进行任职考核。

3．深化人事制度改革

（1）建立公开平等的竞争机制，优化管理队伍；实行全员聘用制，采取公平公开竞聘上岗的形式，培养医院管理的中坚力量。

（2）推行中层干部及专业技术职务聘期考核及评聘分离管理，建立末位淘汰、能上能下的干部人事管理机制。

（3）建立医院内部机构设置的管理体系，加强医院内部机构设置管理。

（4）严格落实岗位责任制，根据岗位类别及工作职责，形成岗位说明书，建立起明晰的"定岗定责、职责明确、有效放权"的岗位责任体系。

（5）营造人才发展的良好环境，为各级各类人才提供晋升渠道与发展空间。

（6）随着学科建设形势和内涵的不断调整，应不断深化人事改革，推出人才发展新举措。

（三）绩效管理

1．设置专门的绩效管理部门，机构建制与人员职称合理，分工明确。

2．建立医院内部稽核、控制制度，加强医院成本核算，降低运行成本。

3．实行医院年度、季度、月度绩效核算综合目标考核制，强化精细化管理。

（1）考核指标涵盖医疗质量、运行效率、持续发展、满意度评价、工作业绩与创新、内部管理等多个方面。

（2）在考核指标的设置上，充分考虑医院规划发展目标及年度重点工作分解、医改要求、重点项目执行情况等。

（3）在指标类型方面，除共性指标外，结合各临床康复业务科室特点设置个性化指标，如临床康复一体化特色指标，康复治疗质量控制特色指标等。

（4）推荐的关键绩效指标包括：康复患者平均住院日、床位使用率、床位周转率、临床康复科室药占比、临床康复路径管理、百元固定资产收入、患者满意度、康复功能评定率（98%）、康复治疗有效率（>90%）、年技术差错率（<1%）、病历和诊疗记录书写合格率（>95%）、仪器设备完好率（>98%）、住院科室康复收入占比、住院科室康复治疗率等，并且赋予每项指标不同的权重。

4. 逐步建立以公益性为导向、以工作量、服务质量、医疗质量安全等为重点的，多维度、全方位、不同层次的绩效考核评价体系。

5. 建立考核 - 反馈 - 分析 - 改进的动态优化机制，将 PDCA 循环应用到绩效考核中，强化过程管理，从而及时发现存在的问题和不足，并及时进行改进和提高。

（四）学科建设

1. 制订医院学科架构和学科体系

（1）针对专科康复医院特色建立学科建构模式，对医疗业务科室进行布局、划分和架构搭建。

（2）学科体系建设应贯彻临床康复一体化及融合发展理念。

（3）以功能障碍和康复特点为划分依据进行学科设置，使同类或相近业务能够协调整合，提高内部管理和服务的整体运行效率。

2. 建立重点学科遴选、考核机制

（1）建立重点学科遴选指标体系，构建以人才梯队、特色技术、亚专业建设、科研教学及学术影响力为主要指标的学科建设与评价体系。完善学科带头人遴选机制，并结合学科建设指标对学科带头人进行任期目标管理责任制考核。

（2）建立重点学科定期考核和评估机制，细化相应评价指标并组织按期考核。

（3）有条件的学科积极申报区域重点学科，并争取申报省级重点学科。

3. 加强学科建设管理与投入

（1）建立学科中长期发展规划和年度发展计划，并按计划组织实施。

（2）建立学科人才培养机制，对学科带头人、学科骨干分别制订相应的培养计划。

（3）学科带头人及人才梯队满足专科康复内涵建设需求。学科带头人及学术骨干条件参照二级专科康复医院基本要求中学科设置的相关要求。

（4）加大学科投入，学科建设经费投入占医院总收入的 0.5% 以上。

4. 细化学科建设要求，提升学科影响力和核心竞争力

（1）学科建设应突出专科康复特色。以患者为中心，临床医师、康复医师、运动治疗师、作业治疗师、言语治疗师、心理医师、康复工程师及康复护士共同协作，组建跨学科康复团队，为患者实施规范的康复评价与诊疗。提升整体护理水平，努力打造康复护理特色。

（2）根据医院学科架构建设康复亚专科，实施专科化、分专业、分层级的康复诊疗。

（3）加强新技术新业务的开展。每个亚专业每年开展新技术新业务不少于 1 项，重点学科不少于 2 项。

（4）加强学科学术交流和科学研究工作。加强院际、国际间的合作与交流，完善科研激

励机制,加大科研投入,积极申报高水平科研项目和成果。

（五）康复医疗服务能力

1. 能够开展本专科各种常见功能障碍康复评估和康复治疗。

2. 康复亚专业设置不低于2项。

3. 制订并执行本专业常见功能障碍临床康复路径。

4. 使用、推广康复适宜技术,并有能力接受新型康复技术。

5. 与其他综合医院、三级专科康复医院及基层康复机构建立对口支援及双向转诊关系。

（六）康复医疗质量管理

1. 严格规范诊疗项目,专业技术人员应具备相应岗位任职资格,根据《中华人民共和国执业医师法》《医疗机构管理条例》《护士条例》等有关法律法规,不得超范围执业。

2. 成立医院与科室康复医疗质量管理组织,制订康复医疗质量过程与结果质控及持续改进制度,制订规范的康复评价和康复治疗操作规程,实行康复医疗全程质量控制与安全管理。

3. 制订医疗质量管理和持续改进方案并组织实施。

4. 认真执行医疗相关制度,如首诊负责制度、三级医师查房制度、疑难病例讨论制度、会诊制度、手术分级制度、交接班制度、查对制度等。

5. 认真执行康复医疗核心制度,如康复治疗质量与安全管理制度、康复治疗文书书写规范、康复患者流程及方案确认制度、康复评定会质量管理制度、康复效果评定标准与程序、康复训练知情告知制度、住院康复治疗管理规定等。

6. 建立医疗风险预警机制,制订康复意外紧急处置预案与流程,并定期组织全员考核和全院演练,增强应急反应和处理能力。

7. 构建二级专科康复医院康复医疗质量评价指标体系。指标应具有实用性和可操作性,并将康复医疗指标纳入医院质量考核,具体指标包括:康复功能评定率、康复治疗有效率、常见并发症发生率、年技术差错率、不良事件发生率、康复患者平均住院日、平均住院费用、病历和诊疗记录书写合格率、仪器设备完好率、人员资质标准符合率等。

8. 加强对康复过程中的环节质控,提高质控效率。设计各类康复质控指标的信息系统提取路径并付诸实施,如实现康复治疗率、康复评价率、康复费用占比等指标的自动提取,并形成质控信息数据库,为制订质量管理目标与评价效果提供依据。

9. 建立康复治疗技术人员质控标准。从医疗安全、康复治疗质量(首次接诊及时率、康复方案的制订、康复治疗执行、康复评价会、康复疗效、技术手法等)、病历质量、费用收取、患者反馈、出勤及劳动纪律、仪表仪容等多方面对康复治疗技术人员按月进行质量控制,并将考核指标与绩效考核挂钩。

10. 建立持续整改和有效沟通机制。坚持月度考核、反馈,季度总结,及时公布考核结果并督促整改,形成质量管理的长效机制。每月召开医疗质量分析例会,对康复医疗质量指标评估结果进行集中分析、公示,推动医疗质量持续改进。

11. 能够及时、妥善处理医疗纠纷,协调医患关系。建立医疗投诉渠道,完善处理程序;对各类投诉应在规定期限内予以初步答复,一般争议≤1周,重大争议≤1个月。

12. 加强医疗质量关键环节、重点部门和重要岗位管理。

13. 加强全院康复医疗质量和安全教育,严格执行康复医疗和治疗技术规范及常规。

（七）信息化建设

实现信息系统之间以及人和系统之间的业务协同,推进医院向数字化智能康复医院迈进。

1. 信息系统建设应满足医院管理要求,提高医院管理效率。

2. 信息系统能够系统、及时、准确地搜集、整理、分析和反馈有关医疗质量、安全、服务、费用和绩效的信息。

3. 系统提供的分析数据能够满足医院对医疗质量和医疗安全管理以及持续改进的需求。

4. 系统提供的数据满足医院各种费用、绩效分析及临床科研的需要。

5. 信息系统满足医院管理和临床工作的需要。

（1）医院信息系统应包括:门诊医生工作站、医生工作站、护士工作站、康复治疗师工作站、临床检验、医学影像、手术麻醉、药品管理、耗材管理、门急诊挂号收费、住院患者入出转管理、住院收费、物资管理、设备管理、财务与经济核算管理、病案管理、医疗统计、院长综合查询与分析、患者咨询服务、医疗保险接口等。

（2）医院管理部门、临床科室、辅助科室定期评价信息系统应能满足业务需求。

6. 医院信息系统符合《医院信息系统基本功能规范》的规定,并与其他医疗机构、卫生行政部门能够实现信息共享。

7. 信息系统运行稳定、安全。建立信息系统管理制度、操作规程及值班管理日志;建立网络安全管理方案、应急保障方案、数据备份与灾难恢复原;严格用户权限控制。明确数据字典维护责任,保证系统与数据安全。

8. 探索建立康复管理系统的具体实施流程,实现康复相关业务流程电子化(开具康复医嘱、治疗师执行医嘱、收费统计、出院确认等),实现康复病历电子化、信息化管理。

（八）保障服务

1. 就诊环境和服务流程管理

（1）医院服务空间布局应体现"以患者为中心"的服务理念,院内交通服务适宜残疾人、轮椅患者通行,并提供轮椅、残疾人助动车停放区域。

（2）院内标识系统清晰易懂。

（3）为患者提供就诊接待、引导、咨询服务。

（4）就诊、住院的环境清洁、舒适、安全。

（5）有保护患者隐私的设施和管理措施。

（6）便民设施、卫生设施、无障碍设施等满足康复患者的需求。

（7）医院环境卫生符合爱国卫生运动和无烟医院的相关要求,美化、硬化、绿化达到医院环境标志要求,为患者提供温馨、舒适的就医环境。

2. 医疗仪器设备管理

（1）医疗仪器设备管理符合国家法律、法规及卫生行政部门规章、管理办法、标准的要求。

（2）有医疗仪器设备管理部门,有人员岗位职责和工作制度,有设备论证、采购、使用、保养、维修、更新和资产处置制度与措施。

（3）合理配置适宜的医学装备,通用设备参照同级专科医院并结合康复专业实际需要配置,康复专科设备配置与其功能定位、康复服务需求相适应,相关大型设备的使用人员持证上岗。

(4)开展医疗器械临床使用安全控制与风险管理工作,建立医疗器械临床使用安全事件监测与报告制度,定期对医疗器械使用的安全情况进行考核和评估。

(5)有医疗仪器设备使用人员的操作培训,为医疗器械临床合理使用提供技术支持与咨询服务。

(6)有保障设备处于完好状态的制度与规范,对用于急救、生命支持系统仪器设备要始终保持在待用状态,建立全院应急调配机制。

(7)加强医用高值耗材(包括植入类耗材)、一次性使用无菌器械和低值耗材的采购记录、溯源管理、储存、档案管理、销毁记录、不良事件监测与报告的管理。

(8)建立健全医疗器械质量与安全管理机构,落实全面质量管理与改进制度,定期通报医疗器械临床使用安全与风险管理监测的结果。

3. 后勤服务管理

(1)有后勤服务管理组织、规章制度与人员岗位职责,后勤服务能够坚持"以患者为中心,为医院职工服务"的理念,满足康复服务流程需要。

(2)水、电、气、物资供应等后勤保障满足医院运行需要,严格控制与降低能源消耗,有具体可行的措施与控制指标。

(3)为员工提供餐饮服务,为患者提供营养膳食指导,提供营养配餐和治疗饮食,满足患者的治疗需要,保障饮食卫生安全。

(4)有健全的医疗废物管理制度,医疗废物的收集、运送、暂存、转移、登记造册和操作人员职业防护等符合规范,污水管理和处置符合规定。

(5)积极探索"后勤一站式"服务模式,逐步实行后勤服务社会化,对外包服务项目的质量与安全实施监督管理。

(6)后勤相关技术人员持证上岗,按技术操作规程工作。

4. 医院安全管理

(1)安全保卫组织健全,制度完善,人员、设备、设施要求符合规范。

(2)有突发事件应急预案,定期演练。

(3)加强对重点环境、重点部门的安全管理,监控设施符合相关标准。

(4)医院消防系统管理符合国家相关标准,定期演练。

(5)加强消防器材、压力容器、电梯等特种设备的管理,按期年检。

(6)加强危险品的管理,有相应的危险品处置预案,定期进行巡查。

(九)党建与医院文化

1. 医院党建工作　党建工作是办院之本,要坚持党在医院的领导核心地位,以党的政治建设为统领,把党建工作与医疗服务和行政业务深度融合,以崭新的精神面貌,强烈的凝聚力和战斗力,带动医护人员和广大员工,同心同德、奋发创优,展现新气象、造就新作为。

(1)实行党委领导下的院长负责制,加强领导班子建设,坚持民主集中制,完善"三重一大"事项民主决策和集体决策的程序和方法。

(2)完善中层管理干部选拔任用管理制度。

(3)推进基层党组织建设。树立党支部和党员榜样,开展党支部自我评议及党员评议工作。完善学习教育制度,分类别分层次地推进党员学习教育。

(4)将党员和党建活动与医院专科康复特色相结合,开创特色党建互动。

（5）切实开展党风廉政建设。

1）利用宣传、会议、学习、参观等多种形式，开展党风廉政教育。

2）完善管理制度，明确党风廉政建设责任和规范。

3）院党委和纪委全程参与并监督基建、采购和招聘的全过程，杜绝违纪违法案件。

4）对人事、财务、采购、基建等重点科室，逐一开展廉政风险源排查及风险防控措施的制订工作。

5）结合行业特点，开展医德医风教育。

（6）每年召开职代会，听取并审议医院年度工作报告和预决算报告，审议医院重大改革措施和涉及职工切身利益的重要议题。

（7）完善共青团组织机构，建设学习型团组织。

2. 医院文化建设 医院文化是办院之魂。医院文化是一个医院经过多年凝聚和提炼形成的一种特有的文化现象，是几代行医人默默传承的行动理念，是一个医院的灵魂。建设具有行业特色、富有时代特征的先进医院文化，关系着医院长远发展，可为医院持续健康发展提供不竭的精神动力和强大的文化支撑。

（1）完善医院远景、核心价值观，提炼医院精神，明确医院使命。

（2）细化医院发展理念，在全院职工中开展院训诠释和宣讲。

（3）完善医院标识形象系统，加强医院与职工之间的信息沟通。

（4）加强医院文化活动的设计与整合，形成富有专科康复医院特色的文化活动体系。

（5）培育团结协作精神，构建团结谋事的领导班子、团结共事的科室、团结处事的班组，引导全院职工围绕医院发展蓝图，自觉投身医院改革发展、推动实现发展目标、共享改革发展成果。

（6）引导全院职工树立正确的服务观念，推动临床康复业务科室职工为患者提供优质的服务，管理服务科室为一线科室和广大患者提供优质的服务，创建服务品牌。

（7）扎实开展医德医风建设，大力提倡奉献精神，落实"以患者为中心"的办院方针，切实关心患者诉求，维护患者合法权益，建设"让人民满意的医院"。

（8）加强思想道德教育，促进职工与职工之间的和谐。加强人文医学教育，促进职工与患者之间的和谐。

（十）服务社会

1. 发挥二级专科康复医院公益性的特点，履行社会责任，主动为社会各界人士提供康复医疗服务。

2. 承接区域内政府和社会团体组织的公益康复医疗服务，为群体性活动提供医疗保障。

3. 深入基层康复机构，做好对口支援和技术帮扶服务等工作。

4. 深入周边社区，为居民提供义诊和健康知识宣教。

（公维军 郗淑燕 朱道发 姜志梅）

参 考 文 献

1. 卫生部关于印发《医院管理评价指南（2008 版）》的通知. 卫医发〔2008〕27 号

2. 卫生部关于印发《综合医院康复医学科建设与管理指南》的通知. 卫医政发〔2011〕31 号

3. 卫生部关于印发《康复医院基本标准（2012 年版）》的通知 . 卫医政发〔2012〕17 号

4. 关于进一步推进以电子病历为核心的医疗机构信息化建设工作的通知 . 国卫办医发〔2018〕20 号

5. 国务院关于印发"十三五"卫生与健康规划的通知 . 国发〔2016〕77 号

6. 国家卫生计生委关于印发康复医疗中心、护理中心基本标准和管理规范（试行）的通知 . 国卫医发〔2017〕51 号

7. 李硕，贾如冰，郗海涛，等 . 基于康复与临床融合的康复治疗师亚专业化培养探索［J］. 中华医院管理杂志，2020，36（7）:570-574

8. 洪丽娟，焦杨，席家宁 . 转型康复医院制度体系建设的实践与思考［J］. 中国卫生产业，2019，16（8）:91-93.

9. 贾如冰，刘铁军，席家宁，等 . 康复医院临床医师与康复医师共管患者探索，中华医院管理杂志，2019，35（1）:77-79.

10. 周勇，焦杨，郭淑华，等 . 新预算法下利用信息化实现全预算管理的研究与应用［J］. 中国数字医学，2017（2）: 99-101.

第四章

综合医院康复医学科管理指南

第一节 基本要求

为指导和规范综合医院康复医学科建设,参照《综合医院康复医学科建设与管理指南》《综合医院建设标准》等有关文件,结合综合医院康复医学科的实际特点,制定本要求。

一、三级综合医院康复医学科

(一)机构规模

1. 基本医疗规模　独立设置门诊和病区,根据区域规划要求和医院学科建设需求设定床位。原则上应不低于医院总床位数的6%,最低不少于30张床位。

2. 场地标准

(1)每床建筑面积不少于95m²;病房每床净使用面积不少于6m²,床间距不少于1.2m。

(2)康复治疗区域总面积(包括门诊和住院治疗室)不少于1 000m²。

(3)科室建筑设施执行国家无障碍设计相关标准,参考中华人民共和国住房和城乡建设部的《无障碍设计规范》GB 50763—2012。

3. 设备设施标准

(1)通用设备:参照同级综合医院基本设备并结合康复医学科实际需要配置。

(2)康复设备:基于现代康复医疗的特点,配备满足开展康复业务所需要的康复设备,应包括以下常用的康复评定设备和康复治疗设备:

1)康复评定设备:至少配备肌力和关节活动度评定、平衡功能评定、认知言语吞咽评定、作业评定、临床神经电生理学检查等设备,建议配备运动心肺功能及代谢功能评定、呼吸功能评定、三维运动分析、肌骨超声等设备。鼓励根据医院专业发展需求配备相关新型智能化评估设备。

2)运动治疗设备:至少配备训练用垫、肋木、姿势矫正镜、平行杠、楔形板、轮椅、训练用棍、沙袋和哑铃、墙拉力器、划船器、手指训练器、肌力训练设备、肩及前臂旋转训练器、滑轮吊环、电动起立床、治疗床及悬挂装置、功率车、踏步器、助行器、连续性关节被动训练器、训练用阶梯、训练用球、平衡训练设备、运动控制能力训练设备、功能性电刺激设备、生物反馈训练设备、减重步行训练架、专用运动平板;建议配备康复机器人、情景互动训练设备等设备。

3)物理因子治疗设备:至少配备电疗(包括直流电、低频电、中频电、高频电疗设备)、光疗、超声波治疗、磁疗、深层肌肉刺激仪、传导热治疗、冷疗、牵引治疗、贴扎设备及相关用品,建议根据专业发展需求选择性配备体外冲击波、经颅直流电刺激、经颅磁刺激等设备。

4)作业治疗设备:至少配备日常生活活动作业、手功能作业训练、模拟职业作业设备,建议配备新型作业治疗设备。

5)认知、言语、吞咽治疗设备:至少配备认知训练、言语治疗、非言语交流训练和吞咽治疗设备、吞咽电刺激设备。

6）康复工程设备：建议有条件的科室酌情配备临床常用矫形器、辅助具制作设备。

7）水疗设备：建议有条件的科室酌情配备蝶形浴槽、步态跑台浴槽等设备。

8）其他特殊康复设备：如产后康复，建议配备盆底肌生物反馈电刺激治疗仪等；肿瘤康复，建议配备淋巴水肿管理相关设备，鼓励配备超声评估设备、电阻抗设备等。

（3）病房床单元基本装备符合三级综合医院要求。

（4）急救设备：康复治疗室内应配备抢救车、除颤仪、抢救床等常规抢救设备。

（5）有能满足日常诊疗业务需要的其他设备。

（二）人员结构

1. 人员配比

（1）至少配备医师0.3名/床。

（2）至少配备康复治疗师0.5名/床。

（3）至少配备护士0.4名/床。

2. 医师要求

（1）副高级及以上专业技术职务任职资格人数不低于总数的15%。

（2）科主任应当具有副高级及以上专业技术职务任职资格。

（3）至少有3名中级及以上专业技术职务任职资格的医师。

（4）医师结构合理，能够满足三级医师责任制等医疗核心制度要求。

（5）硕士研究生及以上学历的医师人数不低于医师总数的50%。

3. 康复治疗师要求

（1）至少有1名具有副高级及以上专业技术职务任职资格的康复治疗师。

（2）各专业治疗师负责人应当具有3年以上中级专业技术职务任职资格。

（3）中级及以上专业技术职务任职资格人数不低于总数的20%。

（4）康复治疗技术及相关专业毕业的治疗师总数不低于总数的85%。

（5）本科及以上的治疗师人数不低于总数的60%。

4. 康复护士要求

（1）至少有1人取得康复专科护士资格。

（2）原则上至少有1人具有副高级及以上专业技术职务。

（3）中级及以上专业技术职务任职资格人数不低于总数的15%。

（4）学历配比合适，大专及以上学历人数不低于护士总数的50%。

（5）护士长应当具有3年以上中级专业技术职务任职资格。

（三）学科架构

1. 科室设置

（1）基本设置：设置符合康复学科发展的门诊和病区。

（2）治疗室：至少设运动治疗室、作业治疗室、言语治疗室、物理因子治疗室；有条件的科室可设康复工程室、心理康复室和水疗室；有条件的医院可设独立的门诊康复治疗室。

（3）评定室：至少具备运动平衡功能评定、认知功能评定、言语吞咽功能评定、作业日常活动能力评定功能；鼓励有条件的科室开展心理评定、神经电生理检查、心肺功能评定、职业能力评定等。

2. 学科架构

（1）科室学术带头人原则上应具有正高级专业技术职务，硕士研究生及以上学历，在本专业领域具有一定影响力和学术地位,具有 1~2 个稳定的科学研究方向;具备危急重症和疑难病症的诊治能力。

(2)至少具有 3 名以上学术骨干(其中包括康复治疗技术骨干 1 人),原则上学术骨干应具有副高级及以上专业技术职务(康复治疗技术骨干中级以上),硕士研究生及以上学历,具有 1~2 个稳定的科学研究方向;具备危急重症和疑难病症的诊治能力。

(3)科室学术梯队年龄、技术职务、知识结构合理。

(4)具有一定的教学和实习带教能力,所在科室能够承担实习带教人数 30 人 /a,进修人数至少 10 人 /a。

(5)应具备足够的医疗服务辐射能力和技术推广培训能力,为下级医院康复医学科提供有力的指导。

(四)管理架构

1. 科室管理架构

(1)科室领导小组架构

1)设科室主任 1 名,负责科室的医教研全面工作。

2)设科室副主任(或负责人)1~2 名,协助科主任完成医教研工作。

3)设科室护士长 1 名,负责协助主任完成科室的全面工作。

4)各专业组各设组长 1 名,在科主任的领导下负责本专业组的治疗、带教、质量控制、医疗安全工作。

(2)科室职能小组架构:设医疗安全、医疗质量、教学、科研、医院感染、绩效、医保、党建文化等职能小组。在科主任的领导下,分管科室相关职能工作,并将管理指标纳入科室绩效考核。

2. 制度体系 三级综合医院康复医学科作为向患者提供综合康复服务的重要载体和平台,需要建设规范化、科学化的管理制度体系,原则上至少包括康复医疗相关制度、康复医疗质量控制与安全管理制度、培训制度、科研管理制度、实习带教制度、设备管理制度、绩效考核制度、考勤制度等。

二、二级综合医院康复医学科

(一)机构规模

1. 基本医疗规模 独立设置门诊和病区,根据区域规划要求和医院学科建设需求设定床位,原则上不低于医院总床位数的 4%,最低不少于 15 张床位。

2. 场地标准

(1)每床建筑面积不少于 85m²;病房每床净使用面积不少于 6m²,床间距不少于 1.2m。

(2)康复治疗区域总面积(包括门诊和住院治疗室)不少于 500m²。

(3)科室建筑设施执行国家无障碍设计相关标准,参考中华人民共和国住房和城乡建设部的《无障碍设计规范》GB 50763—2012。

3. 设备设施标准

(1)通用设备:参照同级综合医院基本设备并结合康复医学科实际需要配置。

(2)康复设备:基于现代康复医疗的特点,配备满足开展康复业务所需要的康复设备,应包括以下常用的康复评定设备和康复治疗设备:

1)康复评定设备:至少配备肌力和关节活动度评定、平衡功能评定、认知言语吞咽评定、作业评定等设备,有条件的科室建议配备临床神经电生理学检查、运动心肺功能及代谢功能评定、肌骨超声等设备。

2)运动治疗设备:至少配备训练用垫、肋木、姿势矫正镜、平行杠、楔形板、轮椅、训练用棍、沙袋和哑铃、墙拉力器、划船器、手指训练器、肌力训练设备、肩及前臂旋转训练器、滑轮吊环、电动起立床、治疗床及悬挂装置、功率车、踏步器、助行器、连续性关节被动训练器、训练用阶梯、训练用球、平衡训练设备、运动控制能力训练设备、功能性电刺激设备等;有条件的科室建议配备减重步行训练设备、生物反馈训练设备、情景互动训练设备等设备。

3)物理因子治疗设备:至少配备电疗(包括直流电、低频电、中频电、高频电疗设备)、光疗、超声波治疗、传导热治疗、冷疗、牵引治疗、磁疗等设备;有条件的科室建议配备深层肌肉刺激仪、体外冲击波、经颅直流电刺激、经颅磁刺激等设备。

4)作业治疗设备:至少配备日常生活活动作业、手功能作业训练设备,建议配备模拟作业治疗设备。

5)认知、言语、吞咽治疗设备:至少配备认知训练、言语治疗、非言语交流训练和吞咽治疗设备;有条件的科室建议配备吞咽电刺激设备。

6)其他特殊康复设备:如产后康复,建议配备盆底肌生物反馈电刺激治疗仪等;肿瘤康复,建议配备淋巴水肿管理相关设备等。

(3)病房床单元基本装备符合二级综合医院要求。

(4)急救设备:康复治疗室内应配备抢救车、除颤仪、抢救床等常规抢救设备。

(5)有能满足日常诊疗业务需要的其他设备,并满足相关配置要求。

(二)人员结构

1. 人员配比

(1)至少配备医师 0.25 名 / 床。

(2)至少配备康复治疗师 0.5 名 / 床。

(3)至少配备护士 0.3 名 / 床。

2. 医师要求

(1)副高级及以上专业技术职务任职资格人数不低于总数的 10%。

(2)科主任应当具有副高级及以上专业技术职务任职资格。

(3)至少有 2 名中级及以上专业技术职务任职资格的医师。

(4)医师结构合理,能够满足三级医师责任制等医疗核心制度要求。

(5)硕士研究生及以上学历的医师人数不低于总数的 20%。

3. 康复治疗师要求

(1)各专业治疗师负责人应具有 2 年以上中级专业技术职务任职资格。

(2)中级及以上专业技术职务任职资格的康复治疗师人数不低于总数的 15%。

(3)康复治疗技术及相关专业毕业的治疗师总数不低于总数的 60%。

(4)本科及以上的治疗师人数不低于总数的 20%。

4. 康复护士要求

(1)至少有 1 人取得康复专科护士资格。

(2)中级及以上专业技术职务任职资格人数不低于康复护士总数的 10%。

(3)学历配比合适,具备大专及以上学历人数不低于康复护士总数的 40%。

(4)护士长应当具有 2 年以上中级专业技术职务任职资格。

（三）学科架构

1. 科室设置

（1）基本设置：设置符合康复学科发展的门诊和病区。

（2）治疗室：至少设运动治疗室、作业治疗室、言语治疗室、物理因子治疗室；有条件的科室可设康复工程室、心理康复室；有条件的医院可设独立的门诊康复治疗室。

（3）评定室：至少具备运动平衡功能评定、认知功能评定、言语吞咽功能评定、作业日常活动能力评定功能；鼓励有条件的科室开展心理评定、神经电生理检查、心肺功能评定等。

2. 学科架构

（1）科室学术带头人原则上应具有副高级专业技术职务，硕士研究生以上学历，在本专业领域具有一定影响力和学术地位，具有 1～2 个稳定的科学研究方向。

（2）至少具有 3 名以上学术骨干（其中包括康复治疗技术骨干 1 人），原则上学术骨干应具有副高级及以上专业技术职务（康复治疗技术骨干中级以上），硕士研究生及以上学历。

（3）科室学术梯队年龄、技术职务、知识结构合理。

（4）具有一定的教学和实习带教能力，所在科室能够承担实习带教人数 15 人 /a，进修人数至少 10 人 /a。

（5）应具备一定的医疗服务辐射能力和技术推广培训能力，为基层医院康复专业提供有力的指导。

（四）管理架构

1. 科室管理架构

（1）科室领导小组架构

1）设科室主任 1 名，负责科室的医教研全面工作。

2）设科室副主任（或负责人）1 名，协助科主任完成医教研工作。

3）设科室护士长 1 名，负责协助主任完成科室的全面工作。

4）各专业组各设组长 1 名，在科主任的领导下负责本专业组的治疗、带教、质量控制、医疗安全工作。

（2）科室职能小组架构：设医疗安全、医疗质量、科教、医院感染、绩效、医保、党建文化等职能小组。在科主任的领导下，分管科室相关职能工作，并将管理指标纳入科室绩效考核。

2. 制度体系　二级综合医院康复医学科作为向患者提供综合康复服务的重要载体和平台，需要建设规范化、科学化的管理制度体系，原则上至少包括康复医疗相关制度、康复医疗质量控制与安全管理制度、培训制度、科教管理制度、设备管理制度、绩效考核制度、考勤制度等。

第二节　管 理 指 南

一、三级综合医院康复医学科

康复医学科是卫生部规定的 12 个临床一级学科之一，是综合性医院必备临床科室。为规范三级综合医院康复医学科的设置，加强康复医学诊疗服务，满足社会不断增长的康复医学诊疗需求,更好地发挥三级综合医院对二级综合医院康复科及社区康复的转诊、培训和技术指导作用,根据《综合性医院康复医学科管理规范》《综合医院康复医学科建设与管理指南》等有关文件,制定本管理指南。本指南是三级综合医院康复医学科运营管理及康复医疗服务的基本要求,相应康复科室应参照本指南进行管理,保证医疗质量和安全,不断提高康复医疗的服务能力,满足患者的康复需求。

（一）科室发展的顶层设计

1. 确立科室发展定位与目标

（1）科室发展定位与发展规划应符合区域卫生发展规划和所在医疗机构发展的整体规划要求。

（2）明确科室的发展定位、发展特色、发展目标和发展规划。

（3）科室建设目标:区域一流、省（市）内领先、国内/国际有影响力。

2. 建立规范的管理体系

（1）实行科主任负责制,科主任全面负责科室的医疗、教学、科研、行政管理工作。

（2）配合医院发展、医疗业务拓展需求,建立现代化科室管理体制和运行机制。

（3）建立健全科室内部管理结构、管理制度、管理流程等,提高运行效率。

（4）健全医疗质量与安全、绩效考核、人才培养、科研教学等科室管理制度,提高科室管理水平,推动科室管理规范化、精细化、科学化。

（5）制订科室年度计划与中长期发展规划,科室发展目标应与所在医院的功能任务一致。

3. 以先进的康复理念助力学科发展

（1）以医院发展的总体规划和方向指导康复医学学科发展。

（2）加大学科间的合作,与临床科室建立多学科合作模式,积极拓展临床早期康复介入。

（3）注重与临床学科、生物医学工程、信息技术结合,提升康复技术能力。

（4）拓展多样化康复服务。

（5）体现分层级医疗、分阶段康复理念,建立符合学科特征的康复医疗服务体系。

（6）以质量控制为中心,提升康复医疗服务能力。

（二）人力资源管理

1. 按照三级综合医院康复医学科的基本配置要求,结合科室工作发展需要,合理配备专业技术人员。

2. 搭建年龄、学历、职称结构合理的、适合学科发展的人才梯队。

3. 建立合理的人才引进、选拔与激励机制。

4. 建立人岗匹配的岗位职责,工作人员职责分工明确,除临床医疗的具体工作外,还应有医院感染控制、医疗质量控制、医疗排班、医疗数据统计、病案质量控制、教学以及科研等分工安排,并制订相关的工作内容、实施要求以及考核制度,保证科室各项工作运行良好。

5. 加强医务人员继续教育和学习,保持业务能力和医疗质量持续提升。具体形式包括院内及科内有规划的业务学习、继续教育培训、进修学习、学术会议等。同时,科室应有计划地开展新技术新业务,选派专门的人员进行专项培训,培养多个专业方向的学术骨干。

6. 根据医院职称晋升的要求和条件,制订科室相应制度和规定。鼓励医师、治疗师、护师不断提升自身学历,积极报考在职硕士、在职博士。

（三）绩效管理

绩效管理要围绕团队建设与管理、医疗质量、工作效率、教学工作、科研工作、日常表现等制订考核评价体系和评分标准。

1. 成立科室绩效考核工作小组，制订完善的科室绩效考核方案和管理制度，明确科室绩效考核相关工作任务和流程。

2. 依据医院绩效管理相关规定，合理制订本科室经济管理与分配的具体办法，建立科学、公平、合理的激励机制，经科室管理小组成员集体讨论决定后实施。

3. 以"同工同酬、缩小差距和团块管理"为原则，实施职称、年资计酬、岗位层级计酬和绩效量化计酬的分配原则，分配时突出绩效和奖勤罚懒。

4. 科室经济管理与分配工作需接受医院的专项检查与审计，接受科室员工的监督，保证科室的经济管理与分配的公平性、规范性。

（四）学科建设

坚持以"立足学科发展，着力技术创新，完善长效机制，构建和谐学科"为原则的学科建设理念，推动学科建设与技术水平、科学研究、人才培养协同发展。

1. 原则 学科建设应当以国家和医院的总体规划为基础，以康复医学科的内在要求为准绳，以市场需求为导向。核心内容是人才培养，要立足长远，全面考核，重视特殊人才和学科团队的培养以及人才梯队的建设。以学科交叉为载体，推动基础科学研究及基于科学研究的成果转化。

2. 目标 构建结构清晰、功能明确的康复医疗服务体系，主要承担重症患者、疾病急性期及复杂疾病的临床康复，强调康复的早期介入。坚持标准化、示范化建设，提升康复医疗机构的服务能力。聚焦康复医学的专业特点，建立总体水平高、优势专科突出的康复学科格局。注重素质提升，打造精技强能、多科协作的康复专业人才队伍。发挥引领和技术辐射作用，以技术、管理、品牌为纽带，通过协作共建推动学科发展。

3. 内容

（1）学科规划：制订详细的学科发展近期目标、远期目标以及操作性强的具体实施计划和方案。

（2）人才培养：根据学科规划，制订详细的人才培养计划，包括培养方向、培养方式、培养目标及平台搭建。对学术团队的成员，根据亚专业（肌骨康复、神经康复、心肺/重症康复、儿童康复）方向进行针对性的人才培养。

（3）发展方向：根据医院所在地区的基本情况，制订学科重点发展的方向，如脑卒中康复、脊髓损伤康复、骨关节康复、内脏康复等，在确定学科重点发展方向的基础上凝练本专业方向的核心技术，并作为本学科重点发展项目，建立专科康复治疗技术体系。

（4）医疗管理：根据临床康复病种及科室专业特色，建议为康复医师、康复治疗师、康复护士设立亚专业方向，如脑损伤康复、脊髓损伤康复、肌肉骨骼疾病康复、心肺康复、肿瘤康复、疼痛康复等。

（5）教学管理：有健全的实习带教、进修管理制度，开展康复医疗、康复治疗、康复护理实习带教工作。明确教学对象、教学内容、教学目标、教学形式及教学考核。

（6）科研管理：明确学科科研方向，制订本学科科研学术发展规划，推动学科可持续性发展。以临床科研和康复治疗技术为主开展科研工作，提倡多学科合作、多中心合作，辅以基础研究。内容包括：①课题申报，有计划地积极撰写标书并参加各级基金投标，尤其是自然科学基金、省/市卫生科技发展专项基金等；②新技术和成果奖项的申报；③重点专科创建；④各级人员按医院及科室科研论文撰写要求完成临床科研及论文发表任务，按时汇报科研工作进展。

（7）具备相应临床试验资质的科室，应制订完善的临床试验项目管理制度及考核方案。

（五）医疗质量管理

三级综合医院康复医学科在提供高质量康复医疗服务的同时，也需具备危急重症和疑难病症的诊治能力，健全的医疗质量管理在科室医疗质量、运营效率、持续发展、患者满意度等方面能起到监督和促进作用。

1. 组建由科主任担任组长的科室医疗质量管理小组，明确管理小组职责，负责科室质量与安全管理小组活动计划的制订、监督、指导，科室质量与安全管理目标的跟踪与分析、改进。每月对本科室的医疗质量与安全管理进行检查，对质量与安全缺陷进行分析、对改进，对改进效果进行跟踪、评价，并做好有关记录。

2. 制订康复医疗质量控制及持续改进制度，制订规范的康复评价和康复治疗操作规程，实行康复医疗全程质量控制与安全管理。

3. 构建三级综合医院康复医学科康复医疗质量评价指标体系，包括平均住院日、住院药占比、门诊药占比、医院感染发生率、住院病历甲级率、医保患者人均费用、耗材比、抗菌药物使用强度（DDD）、患者及家属满意度、临床路径完成例数占出院总例数等。

4. 加强康复环节质控，建立康复医学专业临床诊疗及康复治疗技术操作规范，为制订质量管理目标与评价效果提供依据。

5. 建立医疗风险预警机制，制订康复意外紧急处置预案与流程，并定期组织全员考核和科室演练，增强应急反应和处理能力。

6. 执行医疗核心制度，如首诊负责制度、三级医师查房制度、疑难病例讨论制度、会诊制度、手术分级制度、交接班制度、查对制度等，注重医疗安全。

7. 执行康复医疗相关制度，包括康复医学科病历书写制度、康复医学科患者病情评估制度、康复医学科康复医疗管理制度、康复医学科临床危急值报告与登记及统计制度、康复医学科入院工作制度、康复医学科三基培训管理制度、康复医学科危重患者抢救报告和登记制度、康复医学科医疗管理制度、康复医学科疑难病例讨论制度、康复医学科出院工作制度、康复医学科康复诊疗规范、康复医学科治疗管理制度、康复治疗技术操作规范制度、康复医学科实习生管理制度等。

（六）信息化建设

在医院信息化建设的基础上，结合康复科自身特点建立科室信息化系统，用于科室管理、患者就诊管理、健康宣教、数据统计以及远程医疗、教学与科研工作。

1. 充分利用医院 HIS 系统，完善康复科室医疗信息化

（1）门诊系统：通过门诊医生工作站，完成就诊患者的处方录入、病史查询、检验检查结果查询、治疗处方查询等功能。

（2）住院系统：为医生提供录入病史、医嘱的权限与途径，医生还可以通过住院系统查询患者的既往病史、检验、检查等资料，为患者的综合管理提供参考。

（3）护理系统：协助护士完成住院患者的床位管理及日常护理工作，协助护士核对、处理医嘱。

（4）检验与影像系统：与医院检验、影像信息系统互联互通，供医生直接参考。

（5）门诊预约挂号系统：用于处理康复科门诊日常预约挂号的业务工作，包括预约挂号、窗口挂号、统计工作量等基本功能。

2. 充分利用信息化系统开展远程医疗工作 随着"互联网＋医疗"布局的推进，利用信息化系统发展远程医疗，优化转诊模式，减少医疗资源的浪费，减轻患者的经济负担。通过远程跟踪诊疗、远程送药等服务，让百姓就近获得优质的智慧医疗服务，扩大优质医疗卫生资源的覆盖面，满足人民群众更高层次的医疗卫生服务需求。

3. 加强康复特色信息化建设 包括人员管理、排班管理、康复医嘱执行、康复治疗安排、电子康复病历录入、康复评定、收费及收入统计、康复质量控制等特色康复信息化工作。

（1）治疗系统：治疗师可以通过治疗系统了解患者的病史及检验检查结果，并且可以及时录入评定结果、治疗进度、治疗效果、不良反应等治疗病史。

（2）管理系统：康复医学科管理者可以通过管理系统进行医疗数据分析，了解科室的工作量及运行状态，辅助调整科室工作，制订管理决策。

（七）科室文化建设

科室文化建设是科室健康持续发展的精神源泉，是医院文化建设的重要组成部分。对于康复医学科来说，积极、健康的科室文化建设，不仅能为康复医学工作者创造一个积极向上、团结友爱、和睦共进的工作环境，也能给康复患者提供一个温馨、舒适、安静的医疗治疗环境。

1. 树立以患者为中心的服务理念和价值观 医院对社会的责任是力争用最好的方法挽救生命、为患者解除痛苦，应始终把"一切以患者为中心"作为科室工作的根本出发点和立足点，把满足患者的康复需求作为工作的努力方向和主要内容，努力提高患者的生存质量；技术上精益求精，服务上至善至美，信用上真诚可靠。

2. 树立团队协作的合作精神 康复医学科的科室文化建设着重在"人"，包括医、技、护和患者。大家知行相统一，不论患者，还是医务人员，人始终是最重要的因素。"知"，即员工对科室文化的认知和认同。一方面是科室员工要对本科室的文化有共同的认知，只有大家一致认同，才会对员工的行为有约束力。康复医学科的服务宗旨是提高患者的生活自理能力、提升生活质量、回归生活和社会，旨在帮助患者成为更好的自己。"行"，言行一致，遵从科室文化熏陶，行为体现思想。当科室成员把对科室文化的认同变成自觉行为并体现在患者的治疗过程中时，科室才具备朝气蓬勃的向心力，从而不断进步。医、技、护是康复医学科科室文化建设的主体，应积极关注工作人员的心理健康状态、个人职业发展规划等问题，尽量做到"知人善用、任人唯贤""用人所长、略其短"。除此之外，还应重视团队合作意识的培养。

3. 树立努力进取的拼搏精神 所有工作人员应保持对科室文化建设的参与意识和热情，持续修炼"医乃仁术""大医精诚""救死扶伤"的精神，技术上精益求精，使者受益最大化，做事严格要求自己，提升个人价值。

4. 构建科室的文化名片 开展长期的文化活动，包括围绕医院、本科室的重要工作开展丰富多彩、寓教于乐的文化活动，围绕增进医患沟通、普及健康知识开展的医疗下乡和进社区、志愿者服务等多种形式的医患互动活动等。构建科室积极向上的文化氛围，充分调动大家的创造力和主观能动性；将科室荣誉与个人密切联系，使科室始终处于一个动态、有序又和谐的状态中，提升团队的凝聚力、执行力、战斗力。

（八）发挥引领示范作用

三级综合医院康复科应借助大型公立医院的技术优势，发挥引领示范作用，带动基层卫生医疗能力提升和共同发展，推动医疗资源横向或纵向整合，优化医疗资源配置。

1. 搭建基层医疗机构康复医学科建设和发展的孵化平台　推动三级医院带动下级医院发展，借助三级医院先进的人才、设备、理念优势，带动下一级医院康复医学科的康复医疗工作，使基层医疗机构康复医学科实现全面、协调、持续、健康发展。具备省市级康复医疗专业人员培训能力，承担国内、省市级及区域内康复专业人员的培训任务。

2. 发挥三级康复医疗服务体系的枢纽作用　充分发挥三级医院康复医学科在康复医疗服务体系中的枢纽作用，与专业康复机构和基层医疗机构建立双向转诊关系，实现分层级、分阶段康复，带动区域康复业务及服务能力发展。

3. 加强创新能力建设　具备行业领域内管理创新、技术创新、科研创新能力，从而推动区域康复事业发展。

4. 依托"互联网＋康复"平台输送康复服务　依托"互联网＋康复"平台积极向对口帮扶及支援的康复机构输送康复管理经验、诊疗技术及专家资源，摆脱地域限制，让更多老百姓获得便捷的优质康复服务。

（九）服务社会

1. 履行社会责任，积极参加政府、社会团体和医院组织的公益性活动，积极宣传推广康复知识和康复理念。

2. 承担突发公共卫生事件和重大事故灾害的康复医疗服务。

3. 支援农村和社区、支援边疆康复医疗工作等，做好对口支援、技术帮扶、人才培养等工作。

4. 承担所在地区重大活动的保障工作，如运动会、群体性活动、大型突发事件等。

二、二级综合医院康复医学科管理指南

为规范二级综合医院康复医学科的设置，加强康复医学诊疗服务，满足社会不断增长的康复医学诊疗需求，更好地发挥二级综合医院对社区康复的转诊、培训和技术指导作用，根据《综合性医院康复医学科管理规范》《综合医院康复医学科建设与管理指南》等有关文件，制订本管理指南。本指南是二级综合医院康复医学科运营管理及康复医疗服务的基本要求，相应康复科室应参照本指南进行管理，不断提高康复医疗服务能力，保证医疗质量和安全，满足患者的康复需求。

（一）科室发展的顶层设计

1. 确立科室发展定位与目标

（1）科室发展定位与发展规划应符合区域卫生发展规划和所在医疗机构发展的整体规划要求。

（2）明确科室的发展定位、发展特色、发展目标和发展规划。

（3）科室建设目标：区域枢纽、省（市）先进、国内有影响力。

2. 建立规范的管理体系

（1）实行科主任负责制，科主任全面负责科室的医疗、教学、科研、行政管理工作。

（2）配合医院发展、医疗业务拓展需求，建立现代化科室管理体制和运行机制。

（3）建立健全科室内部管理结构、管理制度、管理流程等，提高运行效率。

（4）健全医疗质量与安全、绩效考核、人才培养、科研教学等科室管理制度，提高科室管理水平，推动科室管理规范化、精细化、科学化。

（5）制订科室年度计划与中长期发展规划，科室发展目标应与所在医院的功能任务一致。

3. 以先进的康复理念助力学科发展

（1）以医院发展的总体规划和方向指导康复科室学科发展。

（2）加大学科间的合作，与临床科室建立多学科合作模式，积极拓展临床早期康复介入。

（3）拓展多样化康复服务。

（4）体现分层级医疗、分阶段康复理念，建立符合学科特征的康复医疗服务体系。

（5）以质量控制为中心，提升康复医疗服务能力。

（二）人力资源管理

同三级综合医院康复医学科。

（三）绩效管理

同三级综合医院康复医学科。

（四）学科建设

学科建设、科学研究与人才培养三者关系密切，学科建设要立足于学科发展、着力技术创新，完善长效机制，构建和谐学科。

1. 原则　学科建设应当以国家和医院总体规划为基础，以康复医学科的内在要求为准绳，以市场需求为导向。

2. 学科规划　科室要制订详细的学科发展近期目标、长远目标以及可操作性的具体实施计划和方案，包括医、教、研等。

3. 人才培养　根据学科规划，制订详细的人才培养计划，包括培养方向、培养方式、培养目标以及学成后的平台搭建。

4. 发展方向　根据医院所在地区的基本情况，制订学科重点发展的方向，比如脑卒中康复、脊髓损伤康复、骨关节康复、疼痛康复、内脏病康复、盆底康复、儿童康复等，在确定学科重点发展方向的基础上凝练本专业方向的核心技术，并作为本学科重点发展项目，建立各专科方向的康复治疗技术体系。

5. 医疗管理　根据临床康复病种及科室专业特色，建议为康复医师、康复治疗师、康复护士设立亚专业方向，如脑损伤康复、脊髓损伤康复、肌肉骨骼疾病康复、心肺康复、疼痛康复等。

6. 教学管理　有健全的实习带教、进修管理制度，开展康复医疗、康复治疗、康复护理实习带教工作。明确教学对象、教学内容、教学目标、教学形式及教学考核。

7. 科研管理　明确学科科研方向，制订本学科科研学术发展规划，推动学科可持续性发展。以临床科研和基于康复治疗技术为主开展科研工作，提倡多学科、多中心合作。

（五）医疗质量管理

健全的医疗质量管理在科室医疗质量、运营效率、持续发展、患者满意度等方面能起到监督和促进作用。

1. 组建由科主任担任组长的科室医疗质量管理小组，明确管理小组职责，负责科室质量与安全管理小组活动计划的制订、监督、指导，科室质量与安全管理目标的跟踪与分析、改进。每月对本科室的医疗质量与安全管理进行检查，对质量与安全缺陷进行分析、改进，对改进效果进行跟踪、评价,并做好有关记录。

2. 制订康复医疗质量控制及持续改进制度,制订规范的康复评价和康复治疗操作规程,实行康复医疗全程质量控制与安全管理。

3. 构建二级综合医院康复医学科康复医疗质量评价指标体系,包括平均住院日、住院药占比、门诊药占比、医院感染发生率、住院病历甲级率、医保患者人均费用、耗材比、抗菌药物使用强度(DDD)、患者及家属满意度、临床路径完成例数占出院总例数等。

4. 加强康复环节质控,建立康复医学专业临床诊疗及康复治疗技术操作规范,为制订质量管理目标与评价效果提供依据。

5. 建立医疗风险预警机制,制订康复意外紧急处置预案与流程,并定期组织全员考核和科室演练,增强应急反应和处理能力。

6. 执行医疗核心制度,如首诊负责制度、三级医师查房制度、疑难病例讨论制度、会诊制度、手术分级制度、交接班制度、查对制度等,注重医疗安全。

7. 执行康复医疗相关制度,包括康复医学科病历书写制度、康复医学科患者病情评估制度、康复医学科康复治疗管理制度、康复医学科临床危急值报告与登记及统计制度、康复医学科入院工作制度、康复医学科三基培训管理制度、康复医学科危重患者抢救报告和登记制度、康复医学科医疗管理制度、康复医学科疑难病例讨论制度、康复医学科出院工作制度、康复医学科康复诊疗规范、康复治疗技术操作规范制度、康复医学科实习生管理制度等。

(六)信息化建设

在医院信息化建设的基础上,结合康复科自身特点建立科室信息化系统,用于科室管理、患者就诊管理、健康宣教、数据统计以及远程医疗等工作。

1. 充分利用医院 HIS 系统,完善康复科室医疗信息化

(1)门诊系统:通过门诊医生工作站,完成就诊患者的处方录入、病史查询、检验检查结果查询、治疗等功能。

(2)住院系统:为医生提供录入病史、医嘱的权限与途径,医生还可以通过住院系统查询患者的既往病史、检验、检查等资料,为患者的综合管理提供参考。

(3)护理系统:协助护士完成住院患者的床位管理及日常护理工作,协助护士核对、处理医嘱。

(4)检验与影像系统:与医院检验、影像信息系统互联互通,供医生直接参考。

(5)门诊预约挂号系统:用于处理康复科门诊日常预约挂号的业务工作,包括预约挂号、窗口挂号、统计工作量等基本功能。

2. 充分利用信息化系统开展远程医疗工作　随着"互联网 + 医疗"布局的推进,利用信息化系统发展远程医疗,减少医疗资源的浪费,减轻患者的经济负担。通过远程跟踪诊疗、远程送药等服务,让百姓就近获得优质的智慧医疗服务,扩大优质医疗卫生资源的覆盖面,满足人民群众更高层次的医疗卫生服务需求。

3. 加强康复特色信息化建设　包括人员管理、排班管理、康复医嘱执行、康复治疗安排、电子康复病历录入、康复评定、收费及收入统计、康复质量控制等特色康复信息化工作。

(1)治疗系统:治疗师可以通过治疗系统了解患者的病史及检验检查结果,并且需要及时录入评定结果、治疗进度、治疗效果、不良反应等治疗病史。

(2)管理系统:康复医学科管理者可以通过管理系统进行医疗数据分析,了解科室的工

作量及运行状态,辅助调整科室工作,制订管理决策。

（七）科室文化建设

同三级综合医院康复医学科。

（八）发挥引领示范作用

二级综合医院康复科应借助公立医院的技术优势,发挥区域指导作用,带动基层卫生医疗能力的提升和共同发展,推动医疗资源横向或纵向整合,优化医疗资源配置。

1. 搭建基层医疗机构康复医学科建设和发展的孵化平台　推动二级医院带动下级医院发展,借助二级医院先进的人才、设备、理念优势,带动下一级医院康复医学科的康复医疗工作,使基层医疗机构康复医学科实现全面、协调、持续、健康发展。

2. 发挥二级康复医疗服务体系的纽带作用　充分发挥二级医院康复医学科在康复医疗服务体系中的桥梁和纽带作用,与三级院康复医学科、基层医疗机构建立双向转诊关系,实现分层级、分阶段康复,助力区域康复业务及服务能力发展。

3. 依托"互联网＋康复"平台,积极向对口帮扶及支援的康复机构输送康复管理经验、诊疗技术及专家资源,摆脱地域限制,让更多老百姓获得便捷的优质康复服务。

（九）服务社会

1. 履行社会责任,积极参加政府、社会团体和医院组织的公益性活动,积极宣传推广康复知识和康复理念。

2. 承担突发公共卫生事件和重大事故灾害的康复医疗服务。

3. 支援农村和社区、支援边疆康复医疗工作等,做好对口支援、技术帮扶、人才培养等工作。

4. 承担所在地区部分重大活动的保障工作,如运动会、群体性活动、大型突发事件等。

（李雪萍　梁　英　王红星）

参 考 文 献

1. 何成奇.康复医学科管理指南[M].北京:人民军医出版社,2009.

2. 周向平.医院康复医学科定位与管理思考[J].中医药管理杂志,2018,26(1):6-7.

3. 林诚,方诚冰,潘燕霞,等.福建省部分综合医院康复医学科发展状况调查与分析[J].福建医科大学学报(社会科学版),2013,14(1):21-23.

4. 杨珺,赵玥,魏海棠,等.基于J2EE技术的康复医学科数字化管理平台的研发与应用[J].中国康复,2015,30(6):469-471.

5. 包黎刚.我国台湾地区医院信息化管理考察报告[J].中国医院管理,2012,32(4):74-76.

6. 徐义明,白跃宏,冯宪煊,等.综合医院康复医学科通用信息化管理系统[J].中国医疗器械杂志,2017,41(3):193-195.

7. 吴丹,邱卓英.医院康复医疗业务流程再造与信息化管理[J].中华医学图书情报杂志,2012,21(5):36-37.

8. 周丽君,张丽萍,于京杰,等.远程医学技术的发展与应用[J].医疗卫生装备,2014,35(8):119-121.

9. 姚峥,汉业旭,马志娟,等.聚焦患者就医体验,提高门诊综合服务能力[J].中国医院,2016,20(4):1-3.

10. 程红群,陈国良,蔡忠军,等.医疗风险管理的探讨[J].解放军医院管理杂志,2003(1):94-95.

第五章

专科医院康复医学科管理指南

第一节　基本要求

一、三级专科医院康复医学科

（一）机构规模

1. 基本医疗规模　可以根据医院学科建设规划和区域康复医疗服务网络建设要求设置床位，一般应为医院总床位数的 3%~5%。

2. 场地标准

（1）设有康复床位的机构，每床建筑面积不少于 95m²；病房每床净使用面积不少于 6m²，床间距不少于 1.2m。

（2）设有康复床位的机构，康复治疗区域总面积（包括门诊和住院治疗室）不少于 500m²；不设康复床位的机构，门诊康复治疗总面积不少于 200m²。

（3）科室建筑设施执行国家无障碍设计相关标准，参考中华人民共和国住房和城乡建设部的《无障碍设计规范》GB 50763—2012。

3. 设备设施标准

（1）通用设备：参照同级专科医院基本设备并结合康复医学科实际需要配置。

（2）康复设备：基于现代康复医疗的特点，配备满足开展本专科康复业务所需要的康复设备，应包括本专科常用的康复评定设备和康复治疗设备。

（二）人员结构

1. 人员配比

（1）不设康复科病床的机构，康复专业技术人员（包括医师和治疗师）至少占卫生技术人员总数的 1%。

（2）设置康复科床位的机构，原则上按照三级综合医院康复科标准配备专业技术人员。

2. 医师

（1）不设康复科病床的机构，至少应有 1 名康复医师，硕士研究生及以上学历，原则上应具有副高级及以上专业技术职称。

（2）设置康复科床位的机构，原则上按照三级综合医院康复科标准配备医师。

3. 康复治疗师

（1）不设康复科病床的机构，至少应有 5 名康复治疗师，本科及以上者占 60% 以上，至少 1 人应为中级及以上专业技术职称。

（2）设置康复科床位的机构，原则上按照三级综合医院康复科标准配备康复治疗师。

4. 康复护士　设置康复科床位的机构，原则上按照三级综合医院康复科标准配备康复护士。

（三）学科架构

1. 科室设置

（1）基本设置：至少设置符合康复学科发展的门诊，有条件的机构可以设置康复病区。

（2）治疗室：至少设满足本专科康复治疗需求的相关治疗科室，以及物理因子治疗室。

（3）评定室：至少设满足本专科康复评定需求的相关评定科室或具备相应评定功能。

2. 人才队伍架构

（1）不设置康复科床位的机构，科室学术带头人原则上应具有副高级专业技术职务，硕士研究生以上学历，在本专业领域具有一定影响力和学术地位，有稳定的科学研究方向，具备本专科危急重症及疑难病例康复诊治能力；具有 2 名以上学术骨干，应具有中级以上技术职称，本科以上学历/学位，具有稳定的科学研究方向。

（2）设置康复科床位的机构，人才队伍架构原则上参照三级综合医院康复科要求。

（3）具有一定的教学和实习带教能力，所在科室能够承担实习带教人数 10 人/a，进修人数至少 5 人/a。

（4）应具备足够的医疗服务辐射能力和技术推广培训能力，为下级专科医院康复医学科提供有力的指导。

二、二级专科医院康复科

（一）机构规模

1. 基本医疗规模　可以根据医院学科建设规划和区域康复医疗服务网络建设要求设置床位，一般为医院总床位数的 3%。

2. 场地标准

（1）设有康复床位的机构，每床建筑面积不少于 95m²；病房每床净使用面积不少于 6m²，床间距不少于 1.2m。

（2）设有康复床位的机构，康复治疗区域总面积（包括门诊和住院治疗室）不少于 300m²；不设康复床位的机构，门诊康复治疗总面积不少于 150m²。

（3）科室建筑设施执行国家无障碍设计相关标准，参考中华人民共和国住房和城乡建设部的《无障碍设计规范》GB 50763—2012。

3. 设备设施标准

（1）通用设备：参照同级专科医院基本设备，并结合康复医学科实际需要配置。

（2）康复设备：基于现代康复医疗的特点，配备满足开展本专科康复业务所需要的康复设备，应包括本专科常用的康复评定设备和康复治疗设备。

（二）人员结构

1. 人员配比

（1）不设康复科病床的机构，康复专业技术人员（包括医师和治疗师）至少占卫生技术人员总数的 1%。

（2）设置康复科床位的机构原则上按照二级综合医院康复科标准配备专业技术人员。

2. 医师要求

（1）不设康复科病床的机构，至少应有 1 名康复医师，本科及以上学历，中级及以上专业技术职称。

（2）设置康复科床位的机构原则上按照二级综合医院康复科标准配备医师。

3. 康复治疗师要求

（1）不设康复科病床的机构，至少应有 3 名康复治疗师，大专及以上学历，其中 1 人应为中级及以上专业技术职称或 3 年以上初级专业技术职务任职资格。

（2）设置康复科床位的机构，原则上按照二级综合医院康复科标准配备康复治疗师。

4. 康复护士要求　设置康复科床位的机构，原则上按照二级综合医院康复科标准配备康复护士。

（三）学科架构

1. 科室设置

（1）基本设置：至少设置符合康复学科发展的门诊，有条件的机构可以设置康复病区。

（2）治疗室：至少设满足本专科康复治疗需求的相关治疗科室，以及物理因子治疗室。

（3）评定室：至少设满足本专科康复评定需求的相关评定科室或具备相应评定功能。

2. 人才队伍架构

（1）不设置康复科床位的机构，科室学术带头人原则上应具有副高级专业技术职务或 3 年以上中级专业技术职务任职资格，硕士研究生以上学历，在本地区本专业领域具有一定影响力；具有 1 名以上学术骨干，应具有中级以上技术职称，本科以上学历 / 学位。

（2）设置康复科床位的机构，人才队伍架构原则上参照二级综合医院康复科要求。

（3）具有一定的教学和实习带教能力，所在科室能够承担实习带教人数 6 人 /a，进修人数至少 3 人 /a。

（4）应具备一定的医疗服务辐射能力和技术推广培训能力。

第二节　管　理　指　南

为指导和规范专科医院康复医学科的管理，提高康复服务能力和服务水平，参照《医院管理评价指南（2008 版）》《康复医院基本标准（2012 年版）》《综合医院康复医学科建设与管理指南》等有关文件，制定本管理标准。本标准是专科医院康复医学科运营管理和康复医疗服务的基本要求，康复医学科应参照本指南进行管理，不断提高康复医疗服务能力，保证医疗质量和安全，满足专科医院患者的康复服务需求。

一、三级专科医院康复医学科

（一）科室发展的顶层设计

1. 确立科室发展定位与目标

（1）科室发展定位与发展规划应符合区域卫生发展规划和所属专科医疗机构发展整体规划的要求。

（2）明确科室发展定位、发展特色、发展目标和发展规划。

（3）科室建设目标：本专科区域一流、省（市）内领先、国内 / 国际有影响力。

2. 建立规范的管理体系

（1）实行科主任负责制，科主任全面负责科室的医疗、教学、科研、行政管理工作。

（2）配合医院发展、医疗业务拓展需求，建立现代化科室管理体制和运行机制。

（3）建立健全科室内部管理结构、管理制度、管理流程等，提高运行效率。

（4）健全医疗质量与安全、绩效考核、人才培养、科研教学等科室管理制度,提高科室管理水平,推动科室管理规范化、精细化、科学化。

（5）制订科室年度计划与中长期发展规划,科室发展目标应与所在机构的功能任务一致。

3. 以先进的康复理念助力学科发展

（1）以医院发展的总体规划和方向指导康复科室的学科发展。

（2）加大学科间的合作,与临床科室建立多学科合作,积极拓展早期康复介入。

（3）拓展多样化康复服务。

（4）体现分层级医疗、分阶段康复理念,建立符合本专科特征的康复服务体系。

（5）以质量控制为中心,提升康复医疗服务能力。

（二）人力资源管理

1. 按照三级专科医院康复医学科的基本配置,结合科室工作发展需要,合理配备专业技术人员。

2. 搭建年龄、学历、职称结构合理的、适合学科发展的人才梯队。

3. 建立合理的人才引进、选拔与激励机制。

4. 建立人岗匹配的岗位职责,工作人员职责分工明确,除临床医疗的具体工作外,还应有医院感染控制、医疗质量控制、医疗排班、医疗数据统计、病案质量控制、教学以及科研等分工安排,并制订相关的工作内容、实施要求以及考核制度,保证科室各项工作运行良好。

5. 加强医务人员的继续教育和学习,保持业务能力和医疗质量持续提升。具体形式包括院内及科内有规划的业务学习、继续教育培训、进修学习、学术会议等形式。同时,科室应有计划地开展新技术新业务,选派专门的人员进行专项培训。

6. 根据医院职称晋升的要求和条件,制订科室的相应制度和规定。鼓励专业技术人员不断提升自身学历。

（三）绩效管理

绩效管理要围绕团队建设与管理、医疗质量、工作效率、教学工作、科研工作、日常表现等制订考核评价体系和评分标准。

1. 成立科室绩效考核工作小组,制订完善的科室绩效考核方案和管理制度,明确科室绩效考核的相关工作任务和流程。

2. 依据医院绩效管理的相关规定,合理制订本科室经济管理与分配原则的具体办法,建立科学、公平、合理的激励机制,经科室管理小组成员集体讨论决定后实施。

3. 以"同工同酬、缩小差距和团块管理"为原则,实施职称、年资计酬、岗位层级计酬和绩效量化计酬的分配原则,分配时突出绩效和奖勤罚懒。

4. 科室经济管理与分配工作需接受医院的专项检查与审计,接受科室员工的监督,保证科室的经济管理与分配的公平性、规范性。

（四）学科建设

以国家和医院总体规划为基础,以市场需求为导向,核心内容是人才培养,重视特殊人才和学科团队的培养以及人才梯队建设。目标为构建结构清晰、功能明确的学科体系,主要承担本专科重症患者、疾病急性期及复杂疾病的临床康复,强调康复的早期介入。坚持标准化、示范化建设,提升康复医疗的服务能力。发挥引领和技术辐射作用,以技术、管理、品牌为纽带,通过协作共建推动学科发展。

1. 学科规划 制订详细的学科发展近期目标、长期目标以及操作性强的具体实施计划和方案。

2. 人才培养 根据学科规划制订详细的人才培养计划,包括培养方向、培养方式、培养目标及平台搭建。对学术团队的成员进行针对性培养。

3. 发展方向 根据医院所在地区的基本情况和医院发展目标制订学科的重点发展方向,并在此基础上凝练核心技术,建立专科康复治疗技术体系。

4. 医疗管理 根据本机构专科疾病特点及科室专业特色开展医疗工作,规范医疗流程和临床康复路径管理,建立康复医疗质控体系。

5. 教学管理 有健全的实习带教、进修管理制度,开展康复医疗、康复治疗实习带教工作。明确教学对象、教学内容、教学目标、教学形式及教学考核。

6. 科研管理 明确学科科研方向,制订本学科科研学术发展规划,推动学科可持续性发展。以临床科研为主开展科研工作,辅以基础研究。内容包括:①课题申报,有计划地积极撰写标书并参加各级基金投标,尤其是自然科学基金、省/市卫生科技发展专项基金等;②新技术和成果奖项的申报;③重点专科创建;④各级人员按医院及科室科研论文撰写要求完成临床科研及论文发表任务,按时汇报科研工作进展。

7. 具备相应临床试验资质的科室,应制订完善的临床试验项目管理制度及考核方案。

(五)医疗质量管理

三级专科医院康复医学科在提供高质量的专科康复服务的同时,也需具备本专科危急重症和疑难病症的诊治能力,健全的医疗质量管理在科室医疗质量、运营效率、持续发展、患者满意度等方面能起到监督和促进作用。

1. 组建由科主任担任组长的科室医疗质量管理小组,明确管理小组职责,负责科室质量与安全管理小组活动计划的制订、监督、指导,负责科室质量与安全管理目标的跟踪与分析、改进。每月对本科室的医疗质量与安全管理进行检查,对质量与安全缺陷进行分析、改进,对改进效果进行跟踪、评价,并做好有关记录。

2. 制订康复医疗质量控制及持续改进制度,制订规范的康复评价和康复治疗操作规程,实行康复医疗全程质量控制与安全管理。

3. 构建三级专科医院康复医学科康复医疗质量评价指标体系,包括早期康复介入率、康复功能评定率、康复治疗有效率、年技术差错率、康复患者平均住院日、平均住院费用、病历和诊疗记录书写合格率、仪器设备完好率、医保人均费用、耗材比、患者及家属满意度、临床路径完成例数及比例等(具体根据科室设置情况而定)。

4. 加强康复环节质控,建立康复诊疗及康复治疗技术操作规范,为制订质量管理目标与评价效果提供依据。

5. 建立医疗风险预警机制,制订康复意外紧急处置预案与流程,并定期组织全员考核和科室演练,增强应急反应和处理能力。

6. 执行医疗核心制度,如首诊负责制度、三级医师查房制度、疑难病例讨论制度、会诊制度、手术分级制度、交接班制度、查对制度等,注重医疗安全。

7. 执行康复医疗相关制度,如康复医学科病历书写制度、康复医学科患者病情评估制度、康复医学科康复治疗管理制度、康复医学科临床危急值报告与登记及统计制度、康复医学科入院工作制度、康复医学科三基培训管理制度、康复医学科危重患者抢救报告和登记制度、康复医学科医疗管理制度、康复医学科疑难病例讨论制度、康复医学科出院工作制度、康复医学科康复诊疗规范、康复治疗技术操作规范制度、康复医学科实习生管理制度等（根据科室实际需求制订并执行）。

（六）信息化建设

在医院信息化建设的基础上，结合康复科的自身特点建立科室信息化系统，用于科室管理、患者就诊管理、健康宣教、数据统计以及远程医疗、教学与科研工作。

1. 充分利用医院 HIS 系统，完善康复科室医疗信息化

（1）门诊系统：通过门诊医生工作站，完成就诊患者的处方录入、病史查询、检验检查结果查询、治疗等功能。

（2）住院系统：设有康复床位的机构，康复科住院系统应能为医生提供录入病史、医嘱的权限与途径，医生还可以通过住院系统查询患者的既往病史、检验、检查等资料，为患者的综合管理提供参考。

（3）护理系统：设有康复床位的机构，康复科护理系统应能协助护士完成住院患者的床位管理及日常护理工作，协助护士核对、处理医嘱。

（4）检验与影像系统：与医院检验、影像信息系统互联互通，供医生直接参考。

（5）门诊预约挂号系统：用于处理康复科门诊日常预约挂号的业务工作，包括预约挂号、窗口挂号、统计工作量等基本功能。

2. 充分利用信息化系统开展远程医疗工作　随着"互联网＋医疗"布局的推进，利用信息化系统发展远程医疗，优化转诊模式，减少医院医疗资源的浪费，减轻患者的经济负担。通过远程跟踪诊疗、远程送药等服务，让百姓就近获得优质的智慧医疗服务，扩大优质医疗卫生资源的覆盖面，满足人民群众更高层次的医疗卫生服务需求。

3. 加强康复特色信息化建设　包括人员管理、排班管理、康复医嘱执行、康复治疗安排、电子康复病历录入、康复评定、收费及收入统计、康复质量控制等特色康复信息化工作。具体信息化需求根据科室规模及设置而定。

（1）治疗系统：治疗师可以通过治疗系统了解患者的病史及检验检查结果，并且需要及时录入评定结果、治疗进度、治疗效果、不良反应等治疗病史，完成执行医嘱、收费、治疗病历书写、治疗单打印等工作。

（2）管理系统：康复医学科管理者可以通过管理系统进行医疗数据分析，了解科室的工作量及运行状态，辅助调整科室工作，制订管理决策。

（七）科室文化建设

文化建设是科室健康持续发展的精神源泉，是医院文化建设的重要组成部分。对于康复医学科来说，积极、健康的科室文化建设，不仅能为康复医学工作者创造一个团结友爱、和睦共进的工作环境，也能给康复患者提供一个温馨、舒适、安静的医疗治疗环境。

1. 树立以患者为中心的服务理念和价值观　医院对社会的责任是力争用最好的方法为患者解除痛苦，挽救生命，应始终把"一切以患者为中心"作为科室工作的根本出发点和立足点，把满足患者的康复需求作为工作的努力方向和主要内容，尽最大努力为患者解除病痛，挽救生命，提高生存质量；技术上精益求精，服务上至善至美，信用上真诚可靠。

2. 树立团队协作的合作精神　康复医学科的科室文化建设着重在"人"，包括医、技、护和患者。大家知行相统一，不论患者还是医务人员，人始终是最重要的因素。"知"，即员工对科室文化的认知和认同。一方面是科室员工要对本科室的文化有共同的认知，只有大家一致认同，才能会对员工的行为有约束力。康复医学科的服务宗旨是提高患者生活自理能

力、提升生活质量、回归生活和社会,旨在帮助患者成为更好的自己。"行",言行一致,遵从科室文化熏陶,行为体现思想。当科室成员把对科室文化的认同变成自觉行为并体现在患者的治疗过程中时,科室才具备朝气蓬勃的向心力,从而不断进步。应积极关注工作人员的心理健康状态、个人职业发展规划等问题,尽量做到"知人善用、任人唯贤""用人所长、略其短"。除此之外,还应重视团队合作意识的培养。

3. 树立努力进取的拼搏精神 所有工作人员应保持对科室文化建设的参与意识与热情,持续修炼"医乃仁术""大医精诚""救死扶伤"的精神,技术上精益求精,使患者受益最大化,做事严格要求自己,提升个人价值。

4. 构建科室的文化名片 开展长期的文化活动,包括围绕医院、本科室的重要工作开展丰富多彩、寓教于乐的文化活动,围绕增进医患沟通、健康宣教、志愿者服务等多种形式的医患互动活动等,构建科室积极向上的文化氛围,充分调动大家的创造力和主观能动性;将科室荣誉与个人密切联系,使科室始终处于一个动态、有序又和谐的状态中,提升团队的凝聚力、执行力、战斗力。

(八)发挥引领示范作用

三级专科医院康复科应借助三级专科医院的技术优势,发挥引领示范作用,带动下级专科机构康复医学科医疗服务能力的提升和共同发展,推动医疗资源横向或纵向整合,优化医疗资源配置。

1. 搭建下级专科机构康复医学科建设和发展的孵化平台

(1)推动三级专科医院带动下级医院发展,借助三级医院先进的人才、设备、理念优势,带动下一级医院康复医学科的康复医疗工作,使其实现全面、协调、持续、健康发展。

(2)三级专科医院康复医学科应具备省市级康复医疗专业人员培训能力,承担国内、省市级及区域内康复专业人员的培训任务。

2. 发挥三级康复医疗服务体系的枢纽作用

(1)充分发挥三级专科医院康复医学科在专科康复服务体系中的枢纽作用,与下级医疗机构、专科康复机构等建立双向转诊关系,实现分层级、分阶段康复,带动区域康复业务及服务能力发展。

(2)从康复学科建设、康复人才培养和技术提升等方面协助下级医院康复医学科全面优化康复资源配置,提高优质康复资源利用率,在专科康复患者的医疗管理、医疗安全和医疗服务工作方面力争做到"同质化"。

3. 加强创新能力建设,具有行业领域内管理创新、技术创新、科研创新能力,推动区域康复事业发展。

4. 依托"互联网 + 康复"平台,积极向对口帮扶及支援的康复机构输送康复管理经验、诊疗技术及专家资源,摆脱地域限制,让更多老百姓获得便捷的优质康复服务。

(九)服务社会

1. 履行社会责任,积极参加政府、社会团体和医院组织的公益性活动,积极宣传推广康复知识和康复理念。

2. 承担与本专科相关的突发公共卫生事件或重大事故灾害的康复医疗服务。

3. 支援农村和社区、支援边疆康复医疗工作等,做好对口支援、技术帮扶、人才培养等工作。

4. 承接国家、政府和社会团体组织的公益康复医疗服务。

二、二级专科医院康复医学科

（一）科室发展的顶层设计

1. 确立科室发展定位与目标

（1）科室发展定位与发展规划应符合区域卫生发展规划和所属专科医疗机构发展整体规划的要求。

（2）明确科室发展定位、发展特色、发展目标和发展规划。

（3）科室建设目标：本专科区域枢纽、省（市）先进、国内有影响力。

2. 建立规范的管理体系

（1）实行科主任负责制，科主任全面负责科室的医疗、教学、科研、行政管理工作。

（2）配合医院发展、医疗业务拓展需求，建立现代化科室管理体制和运行机制。

（3）建立健全科室内部管理结构、管理制度、管理流程等，提高运行效率。

（4）健全医疗质量与安全、绩效考核、人才培养、科研教学等科室管理制度，提高科室管理水平，推动科室管理规范化、精细化、科学化。

（5）制订科室年度计划与中长期发展规划，科室发展目标应与所在机构的功能任务一致。

3. 以先进的康复理念助力学科发展

（1）以医院发展总体规划和方向指导康复科室的学科发展。

（2）加大学科间的合作，与临床科室建立多学科合作，积极拓展早期康复介入。

（3）拓展多样化康复服务。

（4）以质量控制为中心，提升康复医疗服务能力。

（二）人力资源管理

同三级专科医院康复医学科。

（三）绩效管理

同二级专科医院康复医学科。

（四）学科建设

以国家和医院总体规划为基础，市场需求为导向，立足于学科发展、着力技术创新，完善长效机制，构建和谐学科。

1. 学科规划　制订详细的学科发展近期目标、长期目标以及操作性强的具体实施计划和方案。

2. 人才培养　根据学科规划制订详细的人才培养计划，包括培养方向、培养方式、培养目标及平台搭建。对学术团队的成员进行针对性培养。

3. 发展方向　根据医院所在地区的基本情况和医院发展目标制订学科的重点发展方向，并在此基础上凝练核心技术，建立专科康复治疗技术体系。

4. 医疗管理　根据本机构专科疾病特点及科室专业特色开展医疗工作，规范医疗流程，规范临床康复路径管理，建立康复医疗质控体系。

5. 教学管理　有健全的实习带教、进修管理制度，开展康复医疗、康复治疗实习带教工作。明确教学对象、教学内容、教学目标、教学形式及教学考核。

6. 科研管理　明确学科科研方向，制订本学科科研学术发展规划，推动学科可持续性发展。以临床科研和基于康复治疗技术为主开展科研工作，提倡多学科合作、多中心合作。

（五）医疗质量管理

健全的医疗质量管理在科室医疗质量、运营效率、持续发展、患者满意度等方面能起到监督和促进作用。

1. 组建由科主任担任组长的科室医疗质量管理小组,明确管理小组职责,负责科室质量与安全管理小组活动计划的制订、监督、指导,负责科室质量与安全管理目标的跟踪与分析、改进。每月对本科室的医疗质量与安全管理进行检查,对质量与安全缺陷进行分析、改进,对改进效果进行跟踪、评价,并做好有关记录。

2. 制订康复医疗质量控制及持续改进制度,制订规范的康复评价和康复治疗操作规程,实行康复医疗全程质量控制与安全管理。

3. 构建二级专科医院康复医学科康复医疗质量评价指标体系,包括康复功能评定率、康复治疗有效率、年技术差错率、康复患者平均住院日、平均住院费用、病历和诊疗记录书写合格率、仪器设备完好率、医保人均费用、耗材比、患者及家属满意度、临床路径完成例数及比例等(具体根据科室设置情况而定)。

4. 加强康复环节质控,建立康复诊疗及康复治疗技术操作规范,为制订质量管理目标与评价效果提供依据。

5. 建立医疗风险预警机制,制订康复意外紧急处置预案与流程,并定期组织全员考核和科室演练,增强应急反应和处理能力。

6. 执行医疗核心制度,如首诊负责制度、三级医师查房制度、疑难病例讨论制度、会诊制度、手术分级制度、交接班制度、查对制度等,注重医疗安全。

7. 执行康复医疗相关制度,如康复医学科病历书写制度、康复医学科患者病情评估制度、康复医学科康复治疗管理制度、康复医学科临床危急值报告与登记及统计制度、康复医学科入院工作制度、康复医学科三基培训管理制度、康复医学科危重患者抢救报告和登记制度、康复医学科医疗管理制度、康复医学科疑难病例讨论制度、康复医学科出院工作制度、康复医学科康复诊疗规范、康复治疗技术操作规范制度、康复医学科实习生管理制度等(根据科室实际需求制订并执行)。

(六)信息化建设

在医院信息化建设的基础上,结合康复科的自身特点建立科室信息化系统,用于科室管理、患者就诊管理、健康宣教、数据统计以及远程医疗、教学与科研工作。

1. 充分利用医院 HIS 系统,完善康复科室医疗信息化

(1)门诊系统:通过门诊医生工作站,完成就诊患者的处方录入、病史查询、检验检查结果查询、治疗等功能。

(2)住院系统:设有康复床位的机构,康复科住院系统应能为医生提供录入病史、医嘱的权限与途径,医生还可以通过住院系统查询患者的既往病史、检验、检查等资料,为患者的综合管理提供参考。

(3)护理系统:设有康复床位的机构,康复科护理系统应能协助护士完成住院患者的床位管理及日常护理工作,协助护士核对、处理医嘱。

(4)检验与影像系统:与医院检验、影像信息系统互联互通,供医生直接参考。

(5)门诊预约挂号系统:用于处理康复科门诊日常预约挂号的业务工作,包括预约挂号、窗口挂号、统计工作量等基本功能。

2. 充分利用信息化系统开展远程医疗工作 利用信息化系统发展远程医疗,通过远程跟踪诊疗、远程康复指导等服务,让百姓就近获得优质的智慧医疗服务,扩大优质医疗卫生资源的覆盖面,满足人民群众更高层次的医疗卫生服务需求。

3. 加强康复特色信息化建设　包括人员管理、排班管理、康复医嘱执行、康复治疗安排、电子康复病历录入、康复评定、收费及收入统计、康复质量控制等特色康复信息化工作。具体信息化需求根据科室规模及设置而定。

（1）治疗系统：治疗师可以通过治疗系统了解患者的病史及检验检查结果，并且需要及时录入评定结果、治疗进度、治疗效果、不良反应等治疗病史，完成执行医嘱、收费、治疗病历书写、治疗单打印等工作。

（2）管理系统：康复医学科管理者可以通过管理系统进行医疗数据分析，了解科室的工作量及运行状态，辅助调整科室工作，制订管理决策。

（七）科室文化建设

同三级专科医院康复医学科。

（八）发挥引领示范作用

二级专科医院康复科应充分发挥区域辐射作用，带动基层专科医院康复医学科医疗服务能力的提升和共同发展，推动医疗资源横向或纵向整合，优化医疗资源配置。

1. 搭建基层专科机构康复医学科建设和发展的孵化平台

（1）推动二级专科医院带动基层医院发展，借助二级专科医院的人才、设备、理念优势，带动基层医院康复医学科的康复医疗工作。

（2）二级专科医院康复医学科应具备本区域内康复医疗专业人员培训能力，承担部分区域内康复专业人员的培训任务。

2. 发挥二级康复医疗服务体系的纽带作用

（1）充分发挥二级专科医院康复医学科在专科康复服务体系中的纽带作用，与三级专科机构康复医学科、基层专科机构康复医学科、专科康复机构等建立双向转诊关系，实现分层级、分阶段康复。

（2）从康复学科建设、康复人才培养和技术提升等方面协助基层机构康复医学科全面优化康复资源配置，提高优质康复资源利用率，在专科康复患者的医疗管理、医疗安全和医疗服务工作方面力争做到"同质化"。

3. 依托"互联网＋康复"平台，积极向对口帮扶及支援的康复机构输送康复管理经验、诊疗技术及专家资源，摆脱地域限制，让更多老百姓获得便捷的"优质康复服务"。

（九）服务社会

1. 履行社会责任，积极参加政府、社会团体和医院组织的公益性活动，积极宣传推广康复知识和康复理念。

2. 承担本区域内与本专科相关的突发公共卫生事件或重大事故灾害的康复医疗服务。

3. 支援农村和社区、支援边疆康复医疗工作等，做好对口支援、技术帮扶、人才培养等工作。

4. 承接国家、政府和社会团体组织的公益康复医疗服务。

（张鸣生　吕忠礼　贾如冰）

参 考 文 献

1. 卫生部关于印发《医院管理评价指南（2008 版）》的通知. 卫医发〔2008〕27 号

2. 卫生部关于印发《综合医院康复医学科建设与管理指南》的通知. 卫医政发〔2011〕31 号

3. 卫生部关于印发《康复医院基本标准（2012 年版）》的通知. 卫医政发〔2012〕17 号

第六章

社区康复机构管理指南

第一节 基本要求

我国的社区卫生服务中心（基层卫生服务机构）承担着六位一体的功能，其中康复起着越来越重要的作用。与三级医院康复医学科一样，社区卫生服务中心（基层卫生服务机构）提供医疗康复服务的人员，要求由康复医生和康复治疗师、康复护士组成团队共同诊疗。相关从业人员不是普通全科医生，也区别于一般意义的社区康复协调员。《康复医院基本标准（2012年版）》并没有规定一级及一级以下卫生机构的相关康复业务配备标准，所以在参考国际标准的前提下，结合我国实际情况，制订社区康复机构的基本配置要求。

一、机构规模

根据社区卫生服务机构的管辖范围、城乡位置，建设的规模标准也不同。

1. 社区卫生服务中心建立康复医学科

（1）人员配备：有康复专业人员的岗位配置，城市内的社区卫生服务中心康复医学科一般需配备1名康复医师、1名中医师、2名康复治疗师、1名康复护士。根据需要配备基层康复员、康复协调员。

（2）业务开展：可以开展运动疗法（平衡功能训练、步行训练、关节活动度训练、增强肌力和耐力训练等）、物理因子疗法（中频、超短波、超声波、红外线等）、作业疗法（生活自理能力训练、作业劳动训练等）、言语认知训练（计算机辅助言语认知训练等）、吞咽障碍训练（冷疗、低频等），以及针灸（针刺、灸法等）、推拿（伤科疾病推拿、内科疾病推拿等）、中药内外治法。

（3）房屋面积：关于房屋面积的标准，相关文件明确指出，设病床的，每设1张床位，至少增加30m² 建筑面积。床位设置方面，至少设日间观察床5张；根据当地医疗机构设置规划，可设一定数量的、以护理康复为主要功能的病床。康复治疗区的面积一般应在200m² 以上。在出入口、通行通道、卫生间等处设置无障碍设施。尽量配备建设残疾人自强健身点。

（4）基本工具、设备：康复治疗室至少有平行杠1个，训练用楼梯1个，站立架1个，作业治疗训练用工具1套，理疗床2张，PT治疗床2张，腰椎牵引床2张，颈椎牵引架2个；传统康复治疗室1间（至少4张治疗床），以及留置放轮椅的位置。

2. 社区卫生服务站内设立社区康复站　社区卫生服务站内设立社区康复站可按照以下标准设置：

（1）人员配备：一般需配备1名专职基层康复员，1~2名康复协调员（可兼职）。与所属卫生服务中心康复医学科康复医师与中医师组成团队，有新增加的残疾人需要在卫生服务站内进行康复治疗的，可共同讨论、评定、制订康复治疗方案。定期进行评定再讨论，修订康复治疗方案。

（2）业务开展：可以开展运动疗法（平衡功能训练、步行训练、关节活动度训练、增强肌力和耐力训练等）、物理因子疗法（中频、红外线等）、作业疗法（生活自理能力训练、作业劳动训练等）、语言能力训练（计算机辅助言语认知训练等）、推拿（伤科疾病推拿、内科疾病推拿等）。

（3）房屋面积及要求：康复治疗室的房屋面积在 $40m^2$ 以上。在出入口、通行通道、卫生间等处设置无障碍设施。

（4）基本工具、设备：平行杠 1 个，训练用楼梯 1 个，站立架 1 个，作业治疗训练用工具 1 套，理疗床 1 张，PT 治疗床 1 张。设病床的，每设 1 张床位，至少增加 $30m^2$ 建筑面积。可不设置病房。

3. 乡镇卫生院内设置康复医学科　乡镇卫生院可按照社区卫生服务中心设置康复医学科。有康复专业人员的岗位配置。

（1）人员配备：乡镇卫生院的康复医学科一般需配备 1 名康复医师，1 名中医师，2 名康复治疗师，1 名康复护士。根据需要配备基层康复员、康复协调员。

（2）业务开展：可以开展运动疗法（平衡功能训练、步行训练、关节活动度训练、增强肌力和耐力训练等）、物理因子疗法（中频、超短波、超声波、红外线等）、作业疗法（生活自理能力训练、作业劳动训练等）、言语认知（计算机辅助言语认知训练等）、吞咽障碍训练（冷疗、低频），以及针灸（针刺、灸法）、推拿（伤科疾病推拿、内科疾病推拿等）、中药内外治法。

（3）房屋面积：关于房屋面积的标准，相关文件明确指出，设病床的，每设 1 张床位，至少增加 $30m^2$ 建筑面积。床位设置方面，至少设日间观察床 5 张；根据当地医疗机构设置规划，可设一定数量的、以护理康复为主要功能的病床。康复治疗区的面积一般应在 $200m^2$ 以上。在出入口、通行通道、卫生间等处设置（建设）无障碍设施。尽量配备建设残疾人自强健身点。

（4）基本工具、设备：康复治疗室至少有平行杠 1 个，训练用楼梯 1 个，站立架 1 个，作业治疗训练用工具 1 套，理疗床 2 张，PT 治疗床 2 张，腰椎牵引床 2 张，颈椎牵引架 2 个；传统康复治疗室 1 间（至少 4 张治疗床），以及留置放轮椅的位置。

4. 村卫生室内设立社区康复站　村卫生室内设立社区康复站可按照以下标准设置：

（1）人员配备：一般需配备 1 名专职基层康复员，1~2 名康复协调员（可兼职）。与所属乡镇卫生院康复医学科康复医师、康复治疗师与中医师组成团队，有新增加的残疾人需要在卫生服务站内进行康复治疗的，可共同讨论、评定、制订康复治疗方案。定期进行评定再讨论，修订康复治疗方案。

（2）业务开展：可以开展运动疗法（平衡功能训练、步行训练、关节活动度训练、增强肌力和耐力训练等）、物理因子疗法（中频、红外线等）、作业疗法（生活自理能力训练、作业劳动训练等）、语言能力训练（计算机辅助言语认知训练等）、推拿（伤科疾病推拿、内科疾病推拿等）。

（3）房屋面积及要求：康复治疗室的房屋面积在 $40m^2$ 以上。在出入口、通行通道、卫生间等处设置无障碍设施。

（4）基本工具、设备：平行杠 1 个、训练用楼梯 1 个，站立架 1 个，作业治疗训练用工具 1 套，理疗床 1 张，PT 治疗床 1 张。设病床的，每设 1 张床位，至少增加 $30m^2$ 建筑面积。可不设置病房。

5. 其他社会康养机构、大型厂矿企业及残疾人组织、福利企业事业单位内设置的康复服务站,可按照社区卫生服务站内社区康复站机构规模设置。

二、人员结构

社区康复医疗人员结构的组成,结合我国社区康复的工作实际,主要由康复医师、中医师、康复治疗师、康复护士、社区康复管理人员、康复协调员、基层康复员、社区体育指导员、社区康复志愿者组成。国际上的标准为治疗师占人口比例为 5/10 000 人口,康复医生/治疗师比例为 1/5~10,康复护士/治疗师比例为 3/5。根据世界各国社区康复工作经验及我国社区康复的实施情况可参考以下数据:基层康复员,参照残联相关要求,每 2 000~3 000 人口或每 120~180 名残疾人配备 1 名基层康复员。康复协调员,每个乡镇、街道配备1~2 名。社区康复管理人员,由社区领导小组各主要协调机构负责人组成,一般 7~10 人,并设社区康复办公室主任 1 名。具体介绍如下:

1. 社区康复管理人员　由政府牵头,卫生、民政、教育、体育、残联等部门负责人共同组成,一般 7~10 人,并设社区康复办公室主任 1 名(可由社区康复医学科主任兼任),负责日常工作。

2. 康复医师　由取得相应专业学历、专业资格证书的康复医师担任。原则上每年至相对应上级医院康复医学科培训 4~6 周,直至取得高级职称。

3. 中医师　由取得相应专业学历、相应专业资格证书的中医医师担任。原则上每年至相对应上级医院中医科培训 4~6 周,直至取得高级职称。

4. 康复治疗师　由取得相应专业学历、专业资格证书的康复治疗师担任。原则上每年至相对应上级医院康复医学科培训 1~2 个月。

5. 康复护士　由取得相应专业学历、专业资格证书的护理人员担任。原则上每年至相对应上级医院康复医学科进行专科护士培训 4~6 周,直至取得中级职称。

6. 康复协调员　一般由民政部门或残联部门安排。

7. 基层康复员　主要包括社区卫生服务站和村卫生室的医务人员,经过培训的社区居民(村民)委员会工作人员。初次培训后取得合格证书。

8. 社区体育指导员　可由社区康复医疗机构的康复治疗师兼职,经过专项培训,成为兼具康复治疗能力与体育指导的综合性人才。初次培训后取得合格证书。

9. 社区康复志愿者　自愿为残疾人服务,并经过一定培训的人员。

第二节　管理指南

一、社区康复机构发展的顶层设计

2010 年,世界卫生组织、联合国教科文组织、国际劳工组织和国际残疾发展联盟联合出版了《社区康复指南》,其中指出,社区康复是为社区内所有残疾人的康复、机会均等、减少贫困及社会包容的一种社区整体发展战略,规定了全纳、参与、可持续、赋权等社区康复的基本原则,为实践中的社区康复工作提供了基本遵循。

2017 年 1 月 11 日,国务院常务会议通过《残疾预防和残疾人康复条例》(以下简称《条例》)。《条例》的颁布标志着我国残疾预防和康复事业迈入依法推进的新历史时期,为实现残疾人"人人享有康复服务"的目标提供了强大法律支持。医院的顶层设计,就是在医院发展的最高层次上解决医院发展的战略问题和根本问题。完善社区康复的顶层设计,需从以下几个方面入手,才能实现"首诊在社区、大病进医院,康复回社区"的就医新格局。

1. 以患者为中心,社会融合为目标 贯彻执行以患者为中心,社会融合为目标。在制订社区康复计划和项目时,要以患者的康复需求为出发点,着眼于患者的具体困难和最迫切需要解决的问题,制订切实有效的患者社区康复方案和政策,让残疾人"人人享有康复服务"。

将"回归社会"作为社区康复治疗的最终目标,从而最终达到康复患者的"社会融合"。另外,通过改造社会环境,如推广无障碍设施,改造社区环境,让每一个患者都能够全方位参与到社区生活中来,享受主流的医疗、培训服务。

2. 以社区为依托,配合社会资源 社区康复的机构以街道、社区为纽带,让患者可以就近选择康复治疗,无需住院和家属的陪护,选择在社区卫生服务点或是家庭进行康复训练和服务,以减轻患者家庭的经济和生活负担。以社区为载体,动员社会的一切力量和资源,包括政府、民政、残联、卫生、教育多个部门以及社会组织的支持,力争政府及各部门加大政策扶持和资金投入,完善社区康复机构的软硬件建设,从政府层面争取相关政策,减轻患者的经济负担。

3. 健全社区三级康复网络 完善基层社区康复体系,提供康复专业服务并开展社区康复技术指导;乡镇卫生院、社区卫生服务中心具备相应的医疗康复能力,开展家庭医生签约服务;街道(乡镇)、城乡社区综合服务设施根据需要设置康复活动场地,有条件的可开展日间照料、工娱治疗及辅助器具展示、租赁等服务;乡镇(街道)、居(村)民委员会配备社区康复协调员。

以大型综合医院的康复技术为依托,发动社区康复机构的全科力量,带动社区康复,建立大型综合医院(康复医学科)-社区康复机构-家庭病床的社区三级康复模式。急性期患者病情稳定时转入社区康复,社区处理不了的可转上级康复机构。这种双向转诊模式,既解决了康复资源紧缺的问题,又保障了社区康复的质量。

4. 加强社区康复机构建设和人才培养 避免社区康复机构建设重硬件、轻软件的倾向。社区康复机构要不断完善服务功能,发挥技术指导、人员培训、知识普及、功能评估、康复计划制订、训练指导、辅助器具展示及适配、转介服务等的作用,采取康复专业化人才和基层康复服务人员培养并举的方针,有计划地组织进修、继续教育、在岗培训,鼓励康复人员依法取得相应资格,全面提升基层康复服务水平和服务能力。

5. 规范社区康复行为 按照国家"十三五"《残疾人精准康复服务行动实施方案》提出的目标,严格执行2019年中国残联、民政部、国家卫生健康委关于《残疾人社区康复工作标准》的通知,规范社区康复服务,制定措施,务实推进。建立机构康复与社区康复有效衔接的工作机制,加强基层社区康复管理人员和专业人员的配合,完善转介服务路径,使残疾人得到安全、有效、精准的康复服务。同时,努力开发监测与评估信息化平台,及时、完整收集数据并进行统计分析,对社区康复实施进行动态、全面、科学监测。

6. 促进城乡均衡发展 对于农村社区康复机构,应积极争取政府相关政策,改善农村社区康复机构的工作条件,促进财政加大投入和多渠道资金支持;充分利用医联体,对口支援制度,加强乡镇卫生院、村卫生室人员及社区康复协调员的培训,使其胜任为残疾人提供康复服务;统筹规划,整合利用康复资源,促进城乡均衡发展,提升残疾人对有效社区康复服务的获得感。

二、人力资源管理

在紧扣国情的前提下,借鉴发达国家、地区在改善社区康复医疗机构内部管理方面的成功经验,整合出适合我国社区康复医疗机构的人力资源管理机制。

1. 树立"以人为本"的科学人力资源管理观念　实施人才强卫战略,社区康复医疗机构务必牢固树立"人才资源是第一资源"和"人才投资是效益最大的投资"的观念,坚持"以人为本"的科学发展观,依照国家振兴康复医疗事业的总体战略要求,加大对社区康复医疗机构人力资源的资本投资,切实围绕和抓好吸引、培养、用好人才三大环节,高度重视康复医疗机构各类人才队伍的培养与建设。

2. 设计合理的人员激励约束、分配机制　根据注重结果、灵活性和激励的原则,社区康复医疗机构要在人员招录、培训、工资、晋升和解聘等方面设计更为科学合理的激励约束机制,真正做到"能者上,庸者下,平者让",提高人员素质和积极性,使他们自身的行为与机构的战略目标有机统一起来。采取短期与长期相结合、个人与组织相结合、物质与精神相结合、正激励与负激励相结合的激励方针,注重组织文化氛围、完善精神等激励体系,积极发展非物质激励模式,突现事业、文化、感情留人的重要地位,注重创建多元激励的途径与模式,最大限度地激发和调动内部成员的积极性。

3. 建立与市场接轨的用人机制,评聘分开、竞争上岗　根据实际工作需要,按需设岗、严格考核、择优聘任。实行评聘分开、竞争上岗,能促进人才合理流动,将社区康复医疗机构发展中紧缺的高层次专业型人才吸引进来,使社区康复医疗机构中的高级专业技术人员队伍更加充实。

4. 优化人才结构、完善人才的代谢机制　通过扩大社区康复从业人员教育的培训规模,加大外部引进高层次康复人才的力度来增加社区康复医疗机构中高级人才的数量,建立对应的人才储备库,完善人才供给的梯次模式,确保人才补给充足。同时要建立健全人力资源实际使用过程中的高低搭配机制。

5. 加强管理人员康复相关培训　加强社区康复机构管理人员培训工作,培训内容包括:职业道德教育、康复工作的方针政策、工作原则、工作内容、管理方法、工作流程、康复基本知识等,培训每年不少于30学时,经考核合格后方能上岗。

三、绩效管理

社区康复机构应从康复服务、机构管理、基本医疗服务、患者满意度几个方面实施绩效管理考核,以提高康复服务质量和工作效率。

1. 绩效工资的核算　要把医疗康复机构和政府核算的整体绩效工资补偿,与机构内部个人的绩效工资核算区别开。

(1)规范各种津贴、补贴和一切除基础工资之外收入的发放,把所有的额外收入全部统一到绩效工资的范畴来管理。

(2)增加政府对绩效工资的投入,补偿公共服务的经费,体现政府责任。社区康复机构面对的服务对象大多是弱势群体,付费能力非常有限,社区康复机构无法从市场得到足够的补偿,必须由政府给予服务补贴。

(3)从服务收入中得到适当的补偿,这部分补偿非常有限。

（4）加大对社会工作、公益性服务、公众服务、规范性服务等的奖励，不能一味注重经济效益，诱导短期行为和损害公众利益的行为。

（5）绩效工资要与绩效考核挂钩。

2. 个人绩效考核与管理 个人绩效考核的指标至少包括：一是效益指标，主要是社会效益，适当考虑经济效益和成本；二是服务对象的指标，如满意度、纠纷、合作、关系等；三是质量指标，如规范操作合格率、标准化率、康复的效果、事故、差错、责任心、协作、服从安排、劳动纪律等；四是学习与成长指标，如学习与训练的参与率、知识考试、技能考试、素质与能力测试、技术水平等。

3. 业务科室绩效考核与管理

（1）业务目标考核：根据前3年的平均值或寻找一个运营平衡点作为业务指标基数（月基数、年基数），包括门诊人数、住院人数、床位使用率、周转率、人均收入、单床收益、设备利用率、检查阳性率、治疗有效率、单位面积收益、患者满意度等。

（2）职能目标考核：根据各科室的职能要求进行和标准进行考核，包括康复医疗质量考核、康复护理质量考核、设备维护考核、人员管理考核、教学质量考核、科研质量考核、物流管理考核等。

（3）考核方法：经济效益指标，收集客观的数据（科室及员工收益）进行统计分析；社会效益指标，员工考评（抽查员工满意度或用满意度问卷全面考评，主要是评价科室管理和个人发展）、患者及家属考评（患者满意度量表）、工作及管理指标。

（4）奖惩：考核结果与整个科室的总奖金额挂钩，也与科室主任的个人奖金挂钩。可以根据指标改善的难易程度，实施分级奖励法或阶梯式奖励或分段奖励，还可以设单项奖，如患者好评奖、科研奖等。

（5）绩效沟通、反馈：由核心领导分别对自己分管的科室进行反馈和沟通，并提出要求。

四、学科建设

1. 人才培养 为解决社区康复机构人员短缺问题，应因地制宜，如乡村一级康复机构、乡村卫生院康复科，在无正规院、校康复专业毕业生的情况下，可采用选调、培训和引进相结合的办法。选调业务素质好、并有志于康复事业的神经科、心血管、理疗、中医医师从事康复医疗工作，并通过积极组织他们参加康复培训班、到上级三甲医院康复医学科进修等方式，使其掌握现代康复医学理论知识和实际操作技能，成为乡村一级康复机构的中坚骨干，在当地社区康复发展中发挥重要作用。若是城市社区康复机构，可通过人才引进、邀请三甲医院高级人才业务指导/培训、进修等方式加强本机构的康复人才培养。

2. 加强科研工作 现代康复医学是一个年轻的学科，其理论体系和相关知识仍需不断完善，社区康复机构有大量一手的康复患者临床数据，社区康复机构应设立激励奖惩机制，鼓励康复从业人员开展科研工作，依托医联体、康复网络，开展多学科、多中心的科研合作，从而提升本学科在卫生领域的影响力。

3. 加强与相关学科间的合作 加强与相关学科间的合作，提高广大医务人员对康复的正确认识。社区康复患者常需要多学科参与才能解决患者的残障与失能，不仅能让其他学科的医务人员了解康复的重要性和意义，还有助于开展社区康复工作，促进康复学科发展。

4. 加强康复知识普及和健康教育 通过新闻媒体、社区义诊、健康宣教、患者讲述等途径宣传社区康复医学的重要性、实用性，使广大患者及家属建立康复意识，力争康复的早期介入和患者及家属的主动配合,减少医患矛盾。

五、医疗质量管理

1. 成立医疗质量管理小组　成立医疗质量管理小组,社区康复机构负责人为组长,各科室主任或业务骨干为小组成员。建立并实施服务质量管理体系,严格实施内部质量管理与控制,并接受卫生行政部门或者质控中心开展的质量管理与控制。设置独立部门或配备专职人员负责质量管理工作,认真履行对规章制度、技术规范、操作规程的落实情况,以及对服务质量、安全管理进行指导检查、质量控制和内部监督的职责。

2. 规范机构康复从业人员准入制度　对机构内现有的物理治疗、作业治疗、语言治疗、假肢矫形及传统康复从业人员进行规范化培训,考核合格后从事相应的诊疗工作。

3. 规范诊疗行为　遵守各项技术规范、服务标准和流程,并定期进行业务培训和考核,保证社区康复诊疗质量及规范化操作。

4. 控制医疗文书质量　定期对医疗病历、社区康复门诊记录、康复治疗评估及记录等医疗文书进行审核、分析、总结,并提出整改措施,持续改进病案质量。

5. 制定各项规章制度、人员岗位职责　规章制度至少包括患者登记制度、医疗文书管理制度、患者安全制度、患者抢救与转诊制度、患者隐私保护制度、医疗服务标准、住院康复管理制度、质量管理与控制制度、信息管理制度、设施与设备管理制度、药品耗材管理制度、医院感染防控管理制度、医疗废物处置管理制度、医务人员职业安全防护管理制度、停电停水等突发事件的应急预案以及消防制度。工作人员必须参加各项规章制度、岗位职责、流程规范的学习和培训,并有记录。

6. 建立良好的沟通机制　保障患者的知情同意权,维护其合法权益,并积极开展康复科普、康复教育。

7. 开展质量持续改进活动　积极改进各科室部门在运作中出现的问题,提出合理化建议和解决办法。

8. 制订突发事件应急预案　对易发生危险的设备和要害部门有特殊的管理措施,如高压力系统、高压氧舱、氧气供应系统、危险品库、配电室等,有完备的防火、防盗设施和报警装置。

六、信息化建设

社区康复的信息化建设就是利用网络与信息技术,对社区康复服务产生的各种资料进行采集、存储、管理和开发利用的过程。信息化的社区康复应用计算机网络系统可以快速地了解服务对象的功能状况,及时发现重要的影响功能障碍的问题,并进行横向比较和纵向分析,以此实施有针对性的康复服务,实现康复服务的广覆盖。

1. 做好社区康复信息化建设的基础工作　社区康复服务信息管理系统记录社区内所有康复患者的各项信息,需要有关部门的支持与配合,将街道、社区居委会、残联以及社区居民广泛动员起来,举办各种形式的宣传活动,让他们知晓资料采集的重要意义、工作流程以及配合事项,依靠社区街道办事处/居委会将信息采集工作通知到户、通知到人,以便工作人员能科学全面地采集信息。同时做好社区康复资料的更新、维护工作,及时地反映社区康复服务对象的最新生活及工作状态。

2. 构建康复服务平台和组建"O2O"协同康复团队　以社区康复信息化建设为基础,构建社区康复"O2O"新模式,包括康复服务平台和线下康复团队的组建。利用互联网建立远程康复服务平台,与大型康复医院的优质资源形成对接,整合分散在各条线的康复资源,实现数据统一与共享;建立个人康复信息电子档案,实现信息联网化,方便患者协同转诊。

远程康复平台主要包括远程康复服务和康复教育两个方面。康复医师或康复服务人员可以通过远程系统提供包括康复诊断、康复指导在内的远程康复服务,通过康复设备传感器上传的数据实时监督患者康复的情况。以远程康复平台为基础,组建"O2O"协同康复团队,包括线上的康复医师与线下的康复治疗师以及康复护士,团队成员可以通过平台与其他大型康复医院的专业康复医师及康复治疗师进行学术交流,提升社区康复的服务水平。

七、文化建设

健康的文化建设可对医务人员的情操起到陶冶作用,不仅有利于各成员全面发展,而且对良好医风建设、凝聚力提高和医疗机构可持续发展意义重大。

1. 强化制度建设和营造人文氛围　强化制度建设,包含礼仪活动、劳动薪酬、制度规章和行为规范等,使机构管理与文化建设更加规范化与科学化。有条件的社区康复机构可制定员工手册:主要包括康复机构简介、文化理念、人力资源管理制度、常用财务制度、院内感染预防与控制、职业风险防范、员工安全等内容,是员工日常工作的引导性和约束性文件。将落实完善规章制度作为一项长期的文化建设,在一定时期内作为强制性措施,以培养职工的自觉性和集体荣誉感。

社区康复机构的文化建设,以人文作为任务中心,对工作人员的自身价值予以尊重,引导与激发工作人员的创造性、积极性,将员工的个人目标与理想融于康复机构的理想、信念中,以提高员工的归属感和认同感。围绕社区康复机构的理念体系,挖掘能够体现康复机构精神和风貌的感人故事,进行加工、提炼,让员工知悉本康复机构的代表性人物和代表性故事,并让他们进行学习与传颂。加强团结互助,构建和谐的工作氛围。各科室领导要树立以全局为重、以工作为重、团结共进的观念,各科室要建立有效的监管机制,抵制有损团结的行为。

2. 提升医务人员的综合素质和采取不同的医德教育方法　社区康复机构每年要举办员工综合素养培训,包括行为道德规范、社交礼仪等,定期进行考核;强化各医务人员的法制教育,开展普法宣教,争做文明员工,以增强法律意识,不做违法的事情。

3. 提升社区康复机构的服务能力　规范员工行为,对社区康复机构各类员工的基本礼仪、服务行为、沟通交流方式等进行规范,确保提供规范、一致、细致的服务,提升服务的整体档次。对社区康复机构服务环境进行现场调研,对存在的问题提出改进建议,改善和优化服务环境,营造舒适温馨的康复服务氛围。实施人性化康复医疗服务及提高康复治疗质量,不仅有利于提高患者的满意度,而且能够使社区康复机构的各业务指标不断增长,提高实际效果。

八、服务社会

社区康复是在社区和家庭层次上,为残疾患者提供康复服务,具有覆盖面广、方便、经济有效的优点,有利于调动社区家庭的力量和患者的主观积极性,使患者回归家庭和社会。

社区康复机构不仅要在机构内提供社区康复服务,还应该深入社区,定期举办康复讲座,健康行为指导,个体化心理疏导,免费对残疾患者及家属进行宣教等,从而达到从生理到心理上的服务。

　　开展家庭关爱,上门进行义诊和家访服务,筛查老年人潜在的功能障碍及隐患,提供家居改造建议,尽量减少患者的残障及失能,减轻家庭及社会的负担,提高患者及家属的生存质量。

（余　茜　李红玲）

参 考 文 献

1. 世界卫生组织.社区康复指南[M].日内瓦:世界卫生组织,2010.

2. 邱卓英,韩纪斌,李沁燚,等.学习应用 ICF 和《社区康复指南》促进中国社区康复发展[J].中国康复理论与实践,2014,20(9):801-804.

3. 吴弦光,陈迪,张静.社区康复与"人人享有康复服务"目标的实现[J].中国康复理论与实践,2011,17(7):613-616.

4. 张丽娟,刘林.国内外残疾人社区康复项目差异性研究 - 以云南省师宗县项目为例[J].云南农业大学学报(社会科学),2015,9(3):1-6.

5. 残疾预防和残疾人康复条例.国务院令〔2017〕675 号

6. 刘鲲.残疾人社区康复的理念和策略[J].社会福利,2010(12):30-31.

7. Wirz S.Training of CBR personnel[J].Asia Pacific Disabil Rehabil J, 2000(1): 96-108.

8. 张金明.现代社区康复评价工具的开发[J].中国残疾人,2014(7): 70.

9. 张金明.社区康复重点在农村[J].中国康复,2015,30(4): 315-316.

10. 程军.我国医疗康复机构科学绩效管理研究[J].中国康复理论与实践,2015,21(1):106-108.

11. Chuang CL, Chang PC, Lin RH.An efficiency data envelopment analysis model reinforced by classification and regression tree for hospital performance evaluation[J].J Med Syst, 2011,35(5): 1075-1083.

12. 谢涵宇.基于平衡计分卡的社区卫生服务中心绩效管理研究[D].南京:南京大学,2018.

13. 尹新,董可男,孟群.互联网 + 康复医疗的新模式探究[J].中国卫生信息管理杂志,2016,13(2):115-118.

14. 朱玉华.社区医院文化建设的思考与实践[J].中国社区医师,2016,27(32):196-197.

48